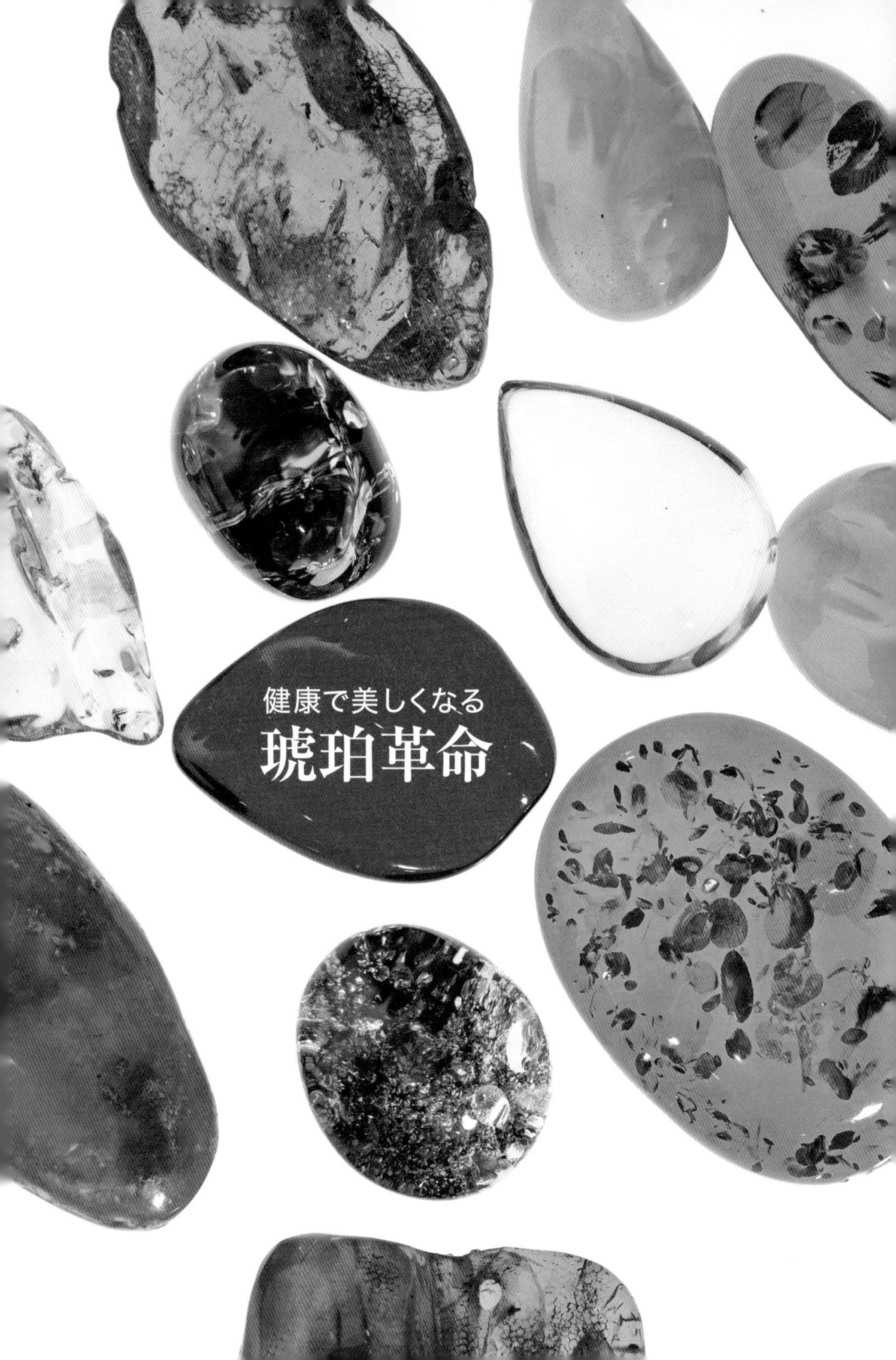
健康で美しくなる
琥珀革命

はじめに

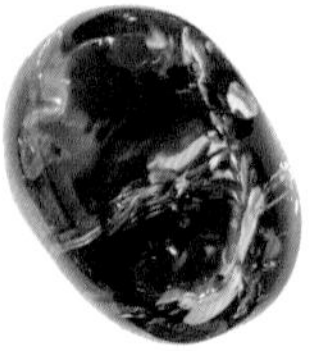

琥珀は太古の森がつくりだした化石です。
樹木から流れ出した大量の樹脂が土に埋もれ、
５０００万年もの時を経て化石化して、
琥珀へと変化しました。
宝石のようで、宝石ではない。
しかし、太陽の光を通して輝く琥珀は、
装飾品として古くから親しまれてきました。

この琥珀は、ロシアのある地域では、
薬のように使われています。
琥珀による治療を中心にしたサナトリウムもあり、
多くの人が長期間滞在して健康を回復しています。
このサナトリウムを目の当たりにした私は、
琥珀には人の体に影響を与える
なにか不思議なエネルギーがあるのではないかと

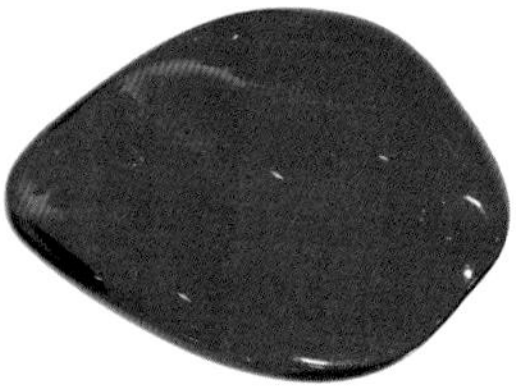

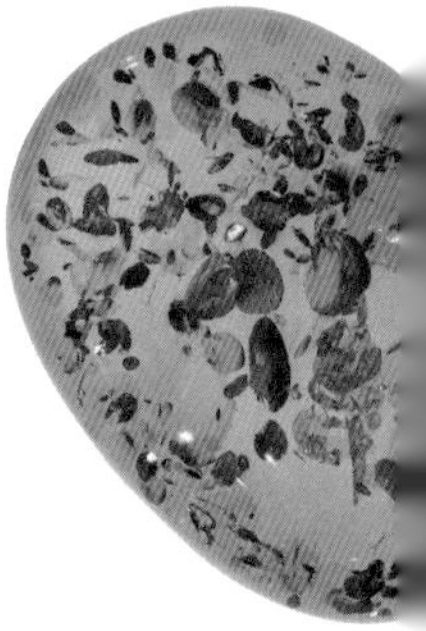

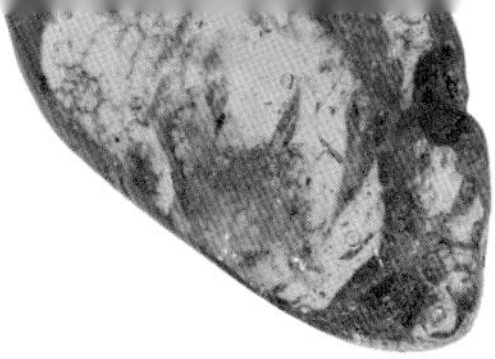
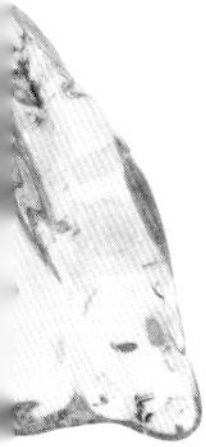

稲妻が落ちたような衝撃でひらめきました。
そこから琥珀の研究を始め、
すでに20年以上が経ちました。
この間に、私たちは美容分野への効果、
健康分野への効果を発見しており、
美しい装飾品から
人を生き生きと健康にする物質へと
琥珀の可能性を広げています。

本書によって、多くの方に琥珀の力を理解して
いただけることを願っています。
そして私たちは、世界中の人たちが琥珀によって
健康長寿が実現できるよう、
これからも研究を進めていきます。

山野幹夫

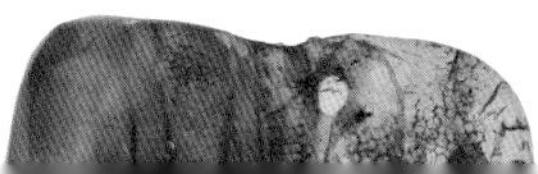

株式会社幻冬舎社長・編集者

見城徹×山野幹夫

満を持して世に問う琥珀の力
ヒットしないわけがない

山野幹夫の琥珀への情熱を知った見城徹氏は、琥珀の新たな可能性を「琥珀革命」と名付けて、山野を応援する。

オリジナリティがあって極端で明快。

さらには人との出会いが、琥珀革命を加速させている。

プロフィール

見城徹（けんじょう とおる）
静岡県生まれ。慶應義塾大学法学部卒業後、廣済堂出版に入社。初めて自身で企画した『公文式算数の秘密』が38万部のベストセラーとなる。1975年、角川書店に入社。「野性時代」副編集長を経て、「月刊カドカワ」編集長に。5本の直木賞作品をはじめ数々のヒット作を生み出す。93年に幻冬舎を設立。以後、26冊ものミリオンセラーを世に送り出す。

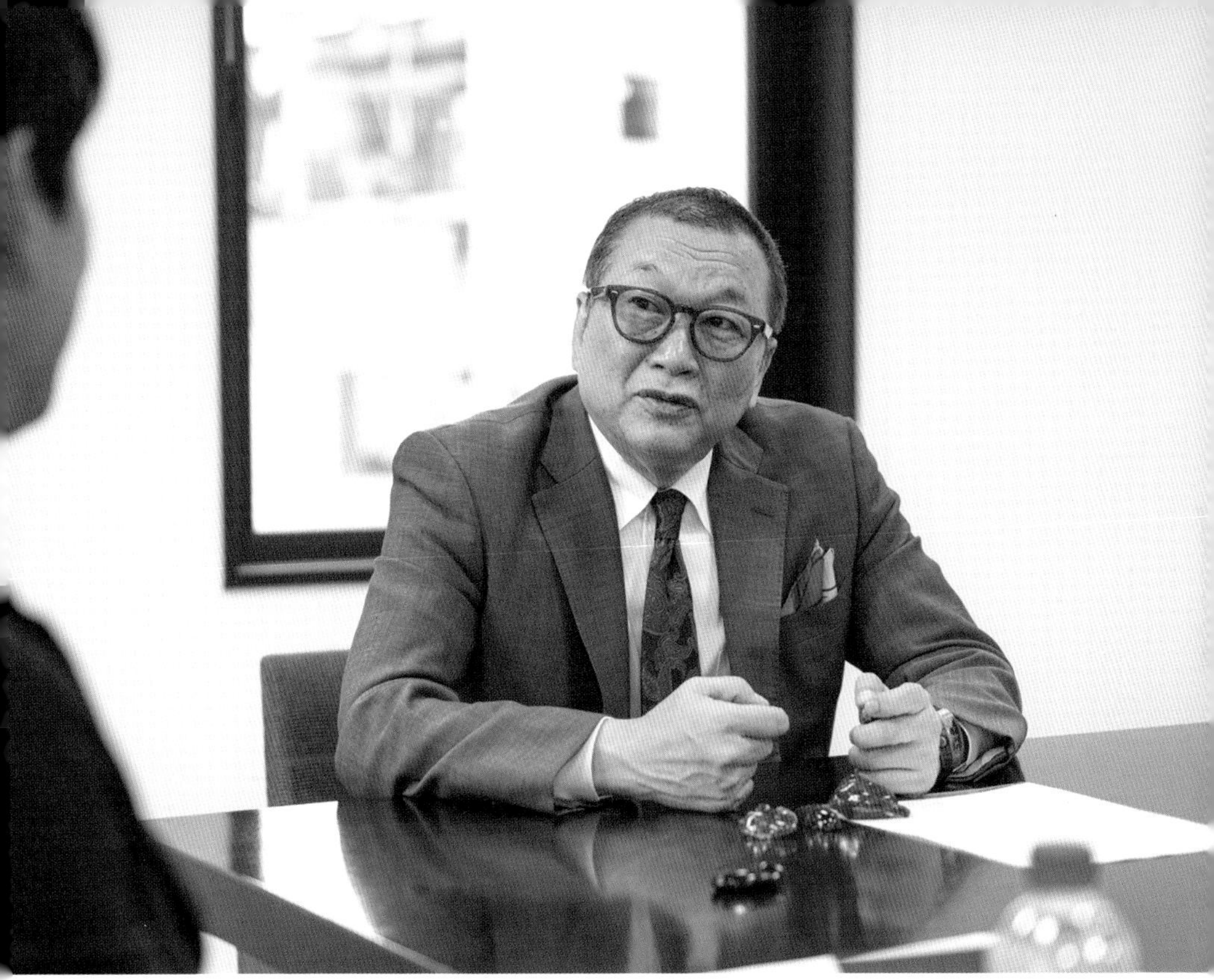

黙々と続けてきた研究に ただただ驚き

見城：初めて琥珀を見せてもらったとき、ものすごくきれいだと思った。しかも、樹脂からできているという。それだけでなにか惹かれるものがあるよね。不思議なパワーがあるんだろうと思ったよ。

　また、そこに目をつけた君もすごい。

山野：ありがとうございます。琥珀の研究を始めて21年が経ちます。琥珀一筋でやってきたという自負はありますね。

　琥珀のなかには、5000万年以上も前の鳥の羽根や虫、カエルなどが入っていますが、そのままの形を保って現代に姿を現していることに、私は非常にエネルギーを感じています。抗酸化力が高いから原形を留めていると考えられるのですが、もし人が入っていたら、そのまま人が残っている可能性もあるわけです。これは、抗酸化力だけではないんじゃないかと思っているんですよ。とてつもないパワーとしかいえません。

見城：なるほどね。僕がもう一つすごいと思ったのは、君とは何年も付き合っているけれど、今まで一度も僕に琥珀の話をしたことがなかったよね。心血を注いでいることに触れず、黙っていたわけだ。

宣伝するわけでもなく、しっかりと組織をつくり、地道に研究して、科学的なデータも取って、粛々とことを進めてきた。特許も取ったんでしょう。これには本当に驚いたし、感動しています。

「人は自信のあることはあまり口にしない」というけれど、まさにそうだね。自信をもってやっていたから、口にしなかったんだ。満を持してとは、こういうことだね。

「琥珀革命」誕生
ひらめきはすぐに口にする

山野：私が美木良介さんのところでロングブレスのトレーニングを受けているときに見城さんが電話をくださって、「琥珀、面白いと思うんだよな」とおっしゃった。はっきりと覚えています。

琥珀にインスピレーションを感じていただけたことに感動したし、20年コツコツやってきたことに目を向けていただけたことも本当に嬉しかったです。

見城：ひらめいたんだよ。

僕は、ひらめいたり、なにかわいてきたときにはすぐに口に出すようにしているんです。一拍おいてしまったら、違うものになってしまうから。「これは素晴らしい」っていう、天啓のようなものに忠実になろうと思うんだ。じゃないと、熱が伝わらないでしょ。だから、君にもすぐに電話したんだ。

山野：そのときに、見城さんが「琥珀革命」とおっしゃったんです。これは素晴らしい言葉だと美木さんと話しました。

ロシアでの独占契約はすっかり当て外れに

見城：なぜ琥珀に目をつけたの？

山野：祖母の山野愛子は日本で初めてパーマ器をつくったり、どろんこ美容を始めたりした人ですから、僕も世の中にないものをつくりたいと思っていました。そんなとき、琥珀に出会ったのです。31歳でした。

　銀座のデパートで琥珀の布団を見て、なにかピンとくるものを感じ、すぐに琥珀の産地であるロシアのカリーニングラードに飛び、そこで琥珀を食べて病気の治療に役立てていることを知り、その場で病院と独占契約を結びました。琥珀の化粧品は世界中にまだないと聞いたので、それなら私たちがつくろうと思ったんです。

見城：その場で契約しちゃったんだ。

山野：そうなんですが、ロシアでの研究がまったく進まないので、2年後にはヤマノ美容研究所を設立し、自社で研究することにしました。

　だけど、やってみたらどんどん資金が出ていってしまう。そこで、理化学研究所の門を叩いたんです。すぐに共同研究してくれるだろうと思っていたら、とんでもない。5回目にプレゼンしたときに、やっと小嶋聡一先生という方が興味をもってくださった。小嶋先生、琥珀に閉じ込められた蚊の血液から恐竜のＤＮＡを取り出し、そこから恐竜をつくる映画『ジュラシック・パーク』が大好きだったんです。

　そこから一挙に研究が進み、肌の再生作用、育毛効果、美白効果で特許をとるまでになりました。

見城：そうそう、育毛剤は僕もいくつか試してみたけど、行きついたところは君のところの育毛剤だったね。

山野：育毛効果のあるグロウという成分で特許をとっているのですが、それを最初に配合した育毛剤です。

見城：シャンプーも君のところのものじゃなければダメ。少ない髪に馴染んじゃって（笑）、ほかのシャンプーが使えなくなってる。なくなるとパニックになるね。

いただきものはいろいろあるけれど、なにが嬉しいかって、あのシャンプーが一番だよ。

琥珀はヒットの4大条件を満たす

山野：20年間やり続けるうちに、人との出会いもあり、花を咲かせなければという思いは強くなっていますね。

見城：咲くでしょう。だって、オリジナリティがあるじゃない。

僕、よく言うんだけど、ヒットする本の4大条件は、オリジナリティ、極端、明快、癒着なんだよ。オリジナリティがあるってことは極端だということですよ。そして、そういうものはわかりやすい。明快なんだ。癒着っていうのは、悪いことじゃない。結びつきみたいなもの。理化学研究所の先生と出会って、今に至っているわけだから、いい癒着があったっていうことだと思うよ。

山野：それは心強い言葉です。

ところで、見城さんは健康に気をつけているんですか。あまり聞いたことないですね。

見城：健康のために何かするなんてこと、ないね。

だけど、やたらサプリは飲んでる。新しいサプリが出るとすぐに飲んでみたくなる。どれか

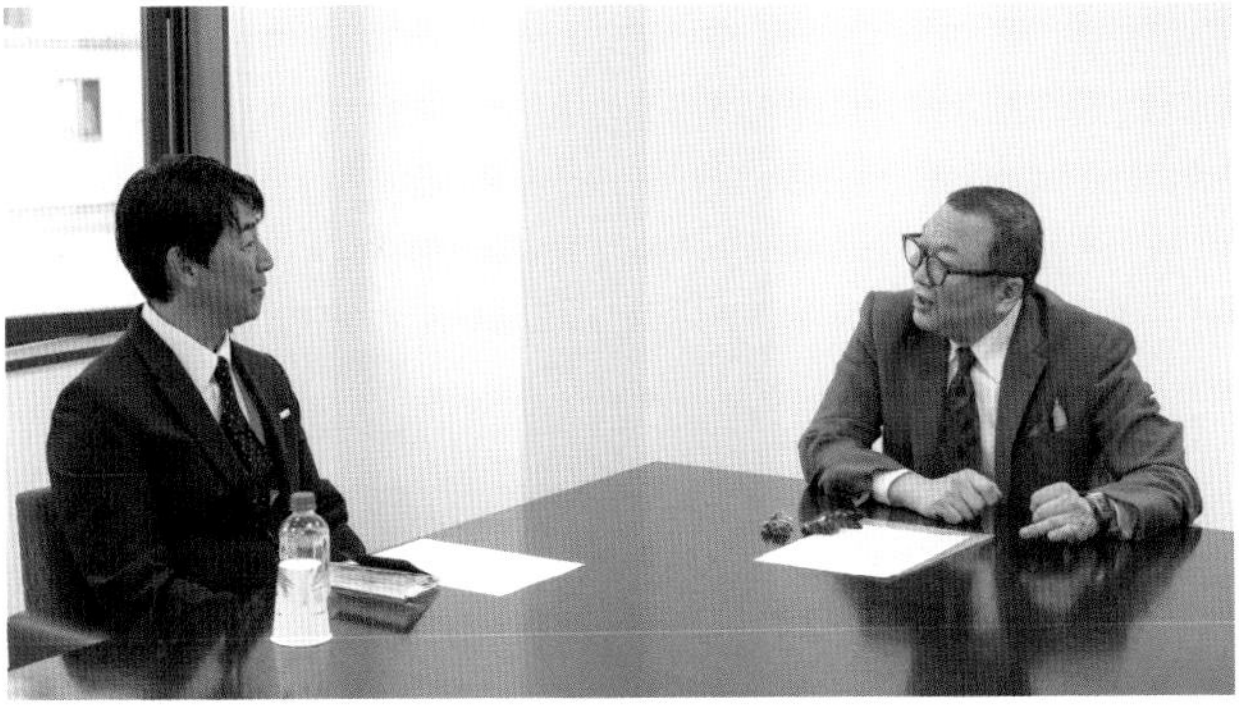

をやめて、新しいのを入れるようにしているんだけど、それでも1日10種類くらいは飲んでるな。

山野：それはすごいですね。何を飲んでいるんですか。

見城：ローヤルゼリーは長いよ。新入社員のときに、社長の代わりにある会合に出るようになり、そこに参加している人から毎月ローヤルゼリーをいただいて、以来これは飲み続けている。23歳からだから、47年間になるな。ほかに、ベータグルカン、牡蠣のエキスとか、シジミとか……それからALA（アミノレブレン酸）とか。ビフィズス菌のサプリも。

健康のためではあるけれど、これだけ多いと何が効いてるのか、わからないというのが正直なところだね。

山野：健康食品に感度が高いんですね。

見城：いや、感度が高いんじゃなくて、怖がりなんじゃないのかな。生活はめちゃくちゃで、暴飲暴食だから、なにかで安心したいんだと思うよ。

山野：私たちも美容から始まって、今は健康分野へと研究を深めています。すでに血圧調整効果、糖の吸収抑制効果について特許を取得しています。そして筑波大学との共同研究では脂肪分解促進効果について発見し、こちらも特許を取得しています。

今後は機能性表示食品にもトライしていきたいと思っています。琥珀革命はまだ緒に就いたばかりです。

歌手

郷ひろみ

琥珀エキスは僕の〝転ばぬ先の杖〟必要なことに手抜きはしない

50年近くトップスターとして走り続けている郷ひろみ氏。体を鍛えることが、心を鍛えることになり、それが若さにもつながっている。必要と思えるものは躊躇なく取り入れる。琥珀エキスを配合した育毛エッセンスは、愛用の一品。目指すのは「黄金の60代」だという。

プロフィール

郷ひろみ（ごう ひろみ）
1955年福岡県生まれ。72年NHK大河ドラマ「新・平家物語」で芸能界デビューを果たすと、同年8月に「男の子　女の子」で歌手デビュー。その後、「お嫁サンバ」「よろしく哀愁」など数々のヒット曲をリリース。これまでに発表したシングルは105枚に及ぶ。2020年6月に『黄金の60代』を小社より出版。

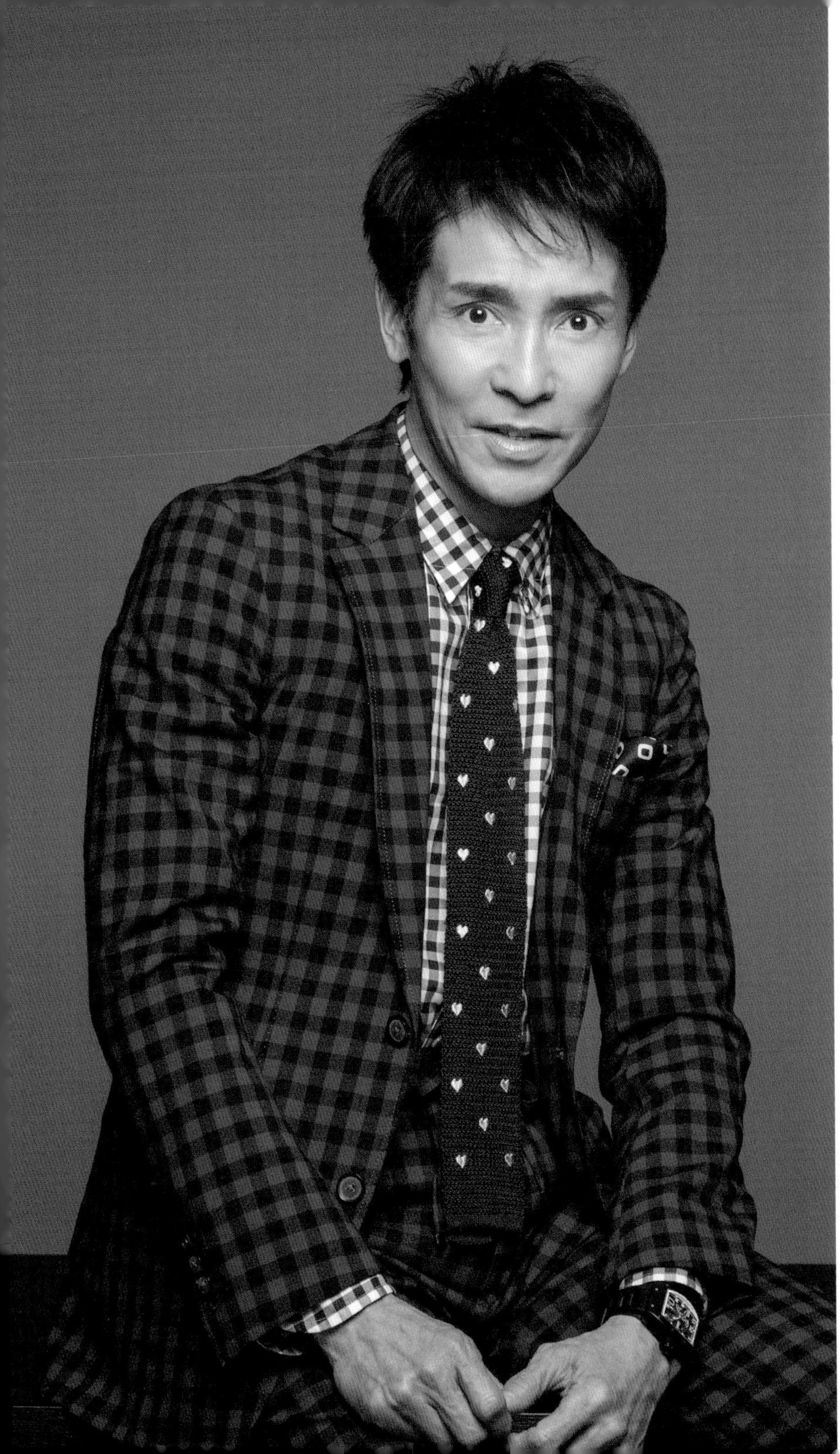

途中でやめることはない

―郷さんは、本当にお若い。その秘訣は?

郷：人が、「郷ひろみは若い」といってくれるのなら、それは体を鍛え続けていたことが若さに結びついたということでしょうか。若く見せたいと思って運動をしたことは一度もないです。ただ、若々しくありたいとは思っています。

―トレーニングは欠かさないのですか?

郷：僕は、続けるということがとても大切だと思っていて、途中でやめてしまうようなことはしたくない。一念発起してトレーニングを始める人がいますが、だいたいは続かない。三日坊主とはよくいったものです。3という数字は、なるほどと思うところがありますね。3日でできたことなんて、3日で忘れてしまいます。30日でできたものも、だいたい30日で忘れてしまう。でも、3年やると、やめようとは思わなくて、次の段階に行こうと思うんじゃないかな。

見られていないときこそ襟を正す

―よくストイックといわれます。その評価についてはいかがですか?

郷：僕は、人が見ているときよりも見られていないときほど頑張らなければならないと思っています。人に見られているときだけ頑張るというのは、僕にはない。それでは足をすくわれます。誰よりまず、自分が見ているわけですしね。それに、どんなに辛いことがあっても、襟を正していれば、誰かが手を差し伸べてくれると信じています。こうした姿を見て、皆さん、僕のことをストイックだといいます。けれど、僕にとっては、これが普通なんです。

―トレーニングにもこだわりはあるのですか?

郷：ベンチプレスを10回やるとしたら、8、9、

10回目が一番大切だと僕は思う。7回までは、8回目以降のためにあるんです。だから、重さや回数にこだわることはない。正しいフォームを維持してきちんと10回できる重さにします。無理な重さや回数にこだわると、姿勢が崩れてしまい、結局腰や肘あるいは肩などに負担がかかってしまいます。これでは意味がない。

姿勢を崩さないのは、生き方にも出てきます。自分の生き方は絶対に変えない。筋が通っていることが重要なんです。

でも、僕は柔軟性も必要だと思っています。体も柔らかいほうが有利だけど、予測不可能なことが起きる時代ですから、頭も柔らかいほうがいい。どんなことが起きても順応して、そこで生きていく思考や姿勢をもっていたいですね。

サプリは「転ばぬ先の杖」

―健康維持のために心掛けていることは？

郷：健康な体があれば、健康な思考はついてくるはず。だから、やっぱり体は大事で、病気になる前に、対策しておくのが一番でしょう。転ばぬ先の杖だと思っています。

20代の頃からサプリを飲んでいたんだけれど、量が多すぎて食べるようでしたね（笑）。

今、ヤマノの育毛エッセンスを使っていますが、これも転ばぬ先の杖。使った自分と使わない自分は比較のしようがないけれど、使った自分は確信できますからね。琥珀健寿茶も、日常的に取り入れられるのがいい。特別な味ではなく、普通のお茶として飲めることが、逆にとても大事なことなんだと思います。

―60代を迎えて思うことは？

郷：現実は一つ。だから、「60代、最高だよ」って思いながら生きたほうが、そのプロセスに得難いものがあるだろうと思っています。前向きか後ろ向きか。やっぱり、僕は前向きがいい。

琥珀対談

美容皮膚科医

髙橋栄里×山野幹夫

医療に頼る前の健康法
琥珀の抗酸化パワーに期待

健康な心身にこそ美しい肌が生まれるという
美容皮膚科医・髙橋栄里氏と、
山野愛子が提唱した「美道五原則」を守り続ける山野幹夫。
二人は、自分自身の力で病気を治す自然治癒力、
さらには病気を防ぐ免疫力が美しさと
健康のベースを作るという。

プロフィール

髙橋栄里（たかはし えり）
都内美容皮膚科の院長を歴任する一方で、毛髪へと研究分野を広げ、毛髪治療専門医として大手AGA専門クリニック診療顧問に就任。2019年、麻布十番に美容皮膚科、発毛治療ができる「イークリニック麻布」を開院。各々に合わせカスタマイズした治療「フェイスメイキング」に定評がある。美容と毛髪のプロフェッショナルとして活躍中。

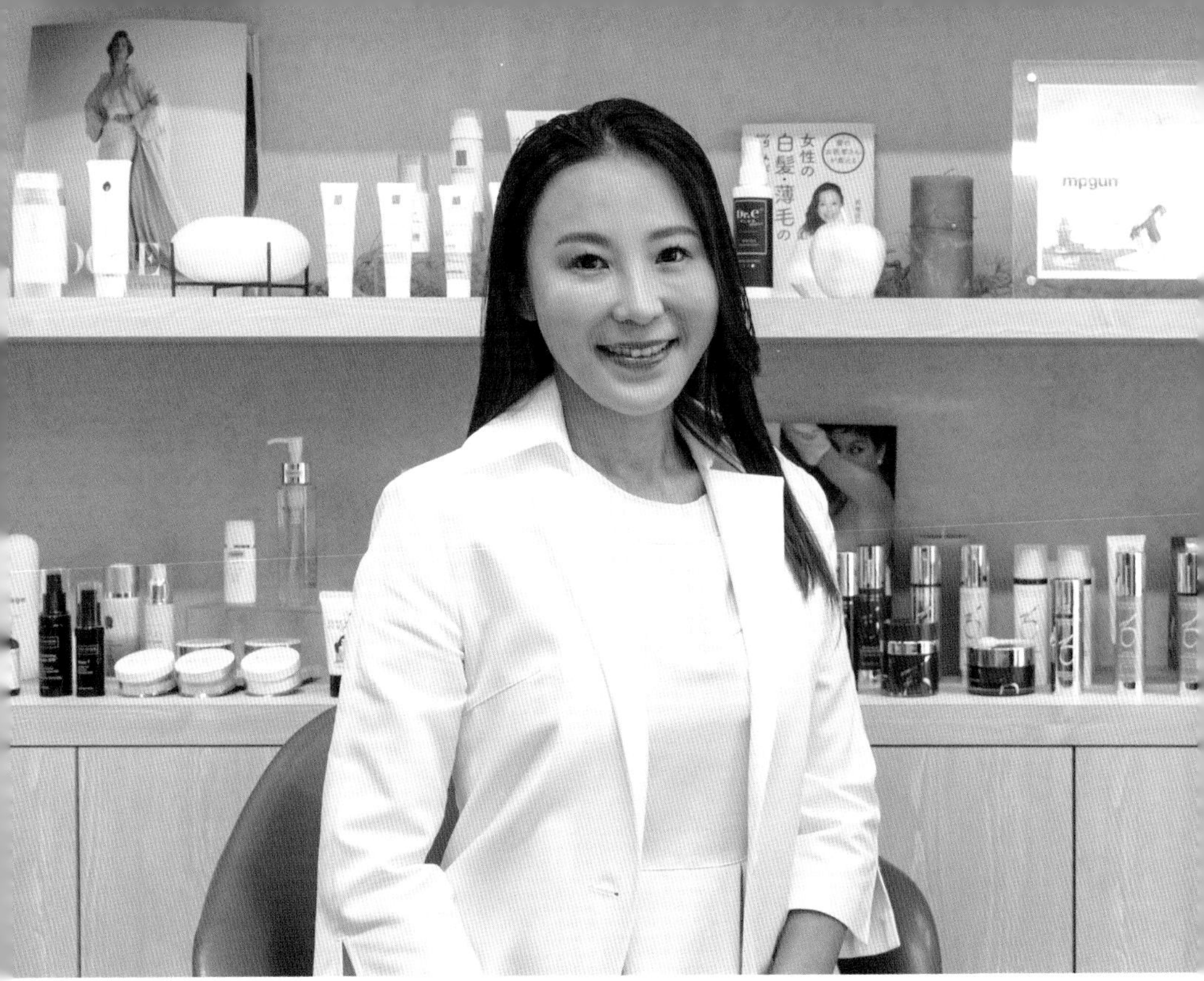

自然治癒力、精神の健康。
それこそが幸せの根源

山野：私の祖母・山野愛子は、「美道五原則」という美容理念を掲げ、「髪」「顔」「装い」「精神美」「健康美」の5つが揃ってこそ、人は美しく、幸せになれると考えてきました。

　栄里先生は、美容や健康についてどのような考え方をされていますか。

高橋：私は皮膚科が専門ですが、愛子先生と同じように健康あってこその美容だと思っています。心身が健康でなければ、美しい肌は望めないといっても過言ではないでしょうね。

山野：栄里先生の施術は、メスを使わないことが特徴ですね。何かこだわりがあるのですか。

高橋：メスを使うことに抵抗があるわけではありません。たるみを取るときなどは、メスを使わないと満足度に欠けてしまうこともあります。

ただ、メスは最終的な手段であって、その前の段階で、年齢とともに変わっていく肌の構造や細胞の衰えのスピードを遅らせるようにしたいですね。

山野：予防が大切ということですね。

髙橋：皮膚は代謝を繰り返して生まれ変わっていきますが、年齢とともにその代謝が乱れがちになり、シミやくすみの原因になります。代謝を上げることは、若々しさを保つにはとても大切です。

　同時に、肌力とでもいいますか、外部からのちょっとした刺激にも負けない肌、つまり自分の力で治すことができる自然治癒力の高い肌づくりも美容には欠かせません。患者さまには、自然治癒力を高めて、ナチュラルできれいに年を重ねていけるようなアドバイスを心掛けています。

山野：自然治癒力を最大限に活用しながら美しくなるという姿勢には、大いに共感します。

　ところで、栄里先生は健康に関して特にこだわっていることはありますか。

免疫力を高めるために美容からアプローチ

髙橋：とにかく免疫力を高めること。病気を防ぐ免疫力の高さは、丈夫な肌にもつながりますしね。

山野：免疫力を上げるために、患者さまにどんな治療をされるのですか。

髙橋：免疫力を高めるための治療法としては、ビタミンCの摂取やグルタチオン点滴などを使います。

　新型コロナウイルス感染症の予防に、私たちは右往左往していますが、感染症対策は免疫力を高めることに尽きます。特に新型コロナは、今のところワクチンがないので、感染したときに重症化しない身体づくりをすることが大切です。

山野：栄里先生は肌がきれいなナチュラルビューティーでいらっしゃいます。ご自身は健康や美容のために何かされていますか。

高橋：もちろんバランスのいい食事をとるよう心掛けていますが、医療用のサプリメントでも補っています。

　また、疲れ気味のときには、高濃度ビタミンCの点滴をしています。点滴はご来院が必要にはなりますが、血中濃度がぐんと上がるので、即効性があります。

山野：ビタミンCはサプリメントでとる人も多いですね。

高橋：とても増えています。ビタミンCに限らず、健康維持に対する働きを期待したサプリメントをベースにして、髪で悩んでいるときには髪によいもの、シミで悩んでいたら美白成分を含むものというように、健康に美容効果をプラスアルファして使う方が多いですね。

　私は、その方の体が必要とするサプリメントをオーダーメイドのように選ぶお手伝いをしています。

琥珀の抗酸化力に期待
素肌美から健康美へ

山野：私も健康分野に強い関心をもっています。20年前から天然の素材である琥珀の研究を始め、最初は美道五原則のうちの素肌美を追求しようと、琥珀の抽出物からヒアルロン酸産生促進効果や美白効果などで特許を取得し、基礎化粧品をつくりました。

高橋：医療の世界では、どちらかというと化学的に合成したものを治療に使うことが多いのですが、山野さんご一家はクレーや琥珀など自然界の素材に着目して、新しい分野を切り開いていらっしゃるんですね。自然の力は無限大です。

それを取り入れるのはとても面白いと思います。

山野：たしかに、祖母はドイツのバイエルン地方で昔から続く泥浴療法に出会い、そこに目をつけてどろんこ美容法を始めました。そして、今度は私がロシアのカリーニングラードで琥珀に出会ったわけですから、不思議な巡り合わせですね。

カリーニングラードでは、１００年以上も前から琥珀の原石を食べて自然治癒力を高め、内臓疾患の改善に効果を上げているというのです。これには衝撃を受けました。

琥珀は樹液が５０００万年以上もの長い時間をかけて固まったもので、虫や鳥などが閉じ込められていることもあります。これはとても神秘的で、未知のパワーがあると思うのです。

高橋：抗酸化力が強いんだろうと想像します。

山野：そう、まさに抗酸化力です。カリーニングラードで琥珀に出会ったとき、琥珀の抗酸化力は新しい美容法や健康法に活用できるに違いないとひらめきました。

美容分野の研究で終わることなく、６年前からは筑波大学と健康分野の共同研究も始めました。今では脂肪分解促進効果や生活習慣病関連ホルモン分泌調整効果などで特許を取得しています。

今後は免疫力についても研究を進めたいと考えています。それが実証できたら、特定保健用食品（トクホ）を取得して免疫力を高める製品を作りたいですね。

高橋：琥珀は大きな可能性を秘めていると思います。私も日頃から自然治癒力が第一で、医療はプラスαだと思っているので、山野さんのお考えには大賛成です。

山野：これからどんどん高齢者が増えていきます。４年前に父をガンで亡くしましたが、自分の家族を看ながら思ったのは、薬に頼ったり入

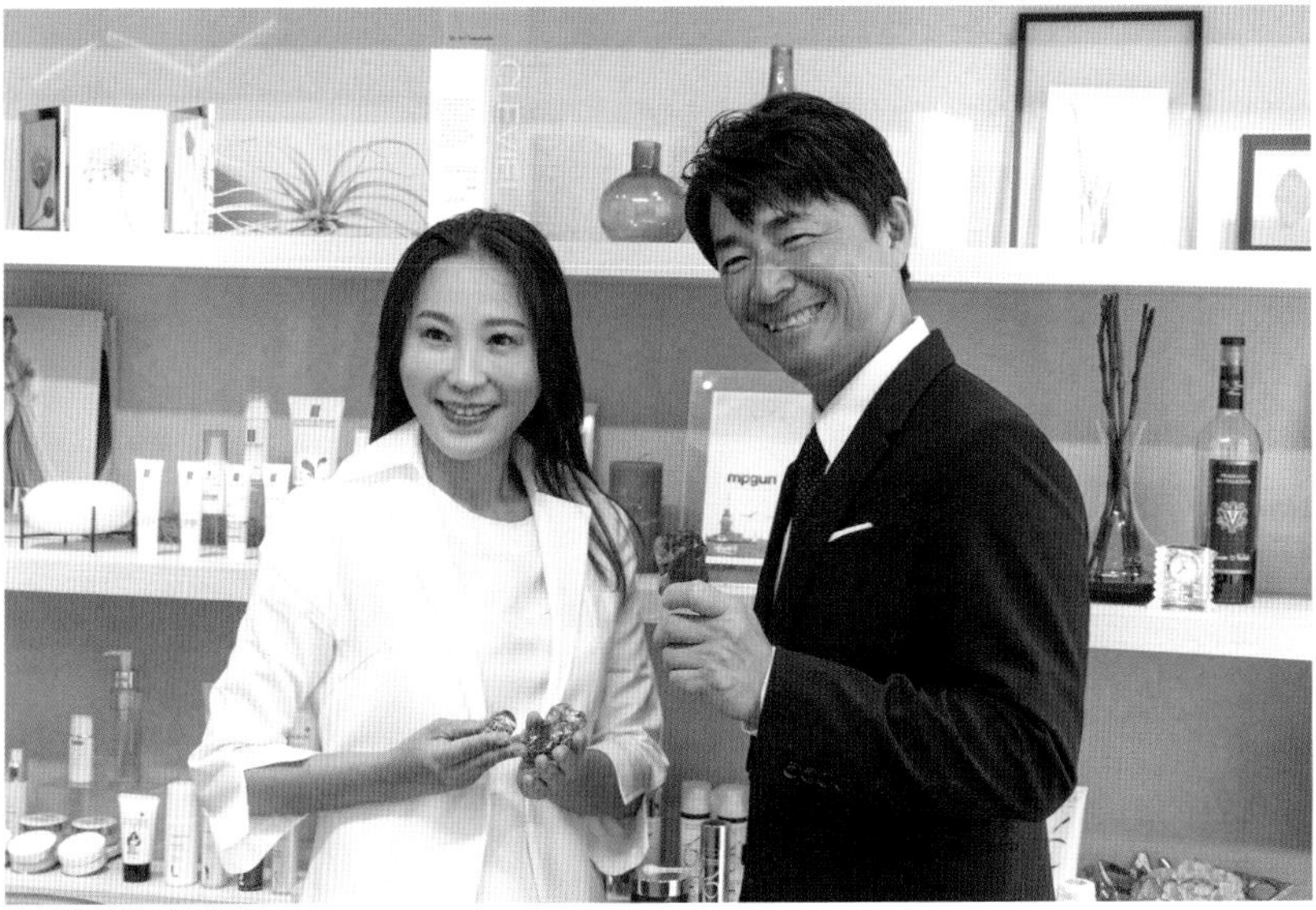

院したりする前に、できるだけ自然治癒力、免疫力を高めて健康寿命を延ばすことが大切だということでした。

　誰でも最期まで生き生きとしていたいですよね。父の死をきっかけに、自然界の恵みである琥珀にどれだけの可能性があるかを突き詰めていくことで、世界中の人の健康や素肌美をキープするお手伝いをする。それが私たちの仕事だという思いを強くしました。

高橋：いつか医療が必要になる時期が来たとしても、その前の段階をいかに過ごすかはとても大事です。医療に頼らない期間をどれだけ長くするかという考えは、私も大切だと思いますね。

山野：医療とは違う世界で、社会のお役に立てるような新しいことができればと思っています。医療の世界でも、栄里先生のように、自然治癒力を高める医療がもっと増えていくといいですね。

美木良介

歌手・俳優・ロングブレス発案者

健康は呼吸法と琥珀と食事管理で守る

自らの腰痛体験から、ロングブレスを考案してダイエットや健康維持に貢献する美木良介氏。その基本メソッドは明快だ。食事についても、酵素栄養学の観点から生ものを先に食べるよう指導。琥珀とロングブレスを合わせたメソッドで相乗効果を導く。

プロフィール

美木良介（みき りょうすけ）
1957年兵庫県生まれ。大学在学中に肘の故障から続けてきた野球を断念し、その後オーディションに応募し、歌手デビュー。俳優としても活躍。自身の腰痛を改善するために考案したロングブレスで日本列島に一大ムーブメントを起こす。そのメソッドは、健康に絶大な効果を発揮し、超多忙な経営者からも信頼を得る。腰痛改善やダイエットなどへの効果が広く支持され、著書は累計290万部を越える。『DVDでよくわかる! 120歳まで生きるロングブレス』（小社）など著書多数。

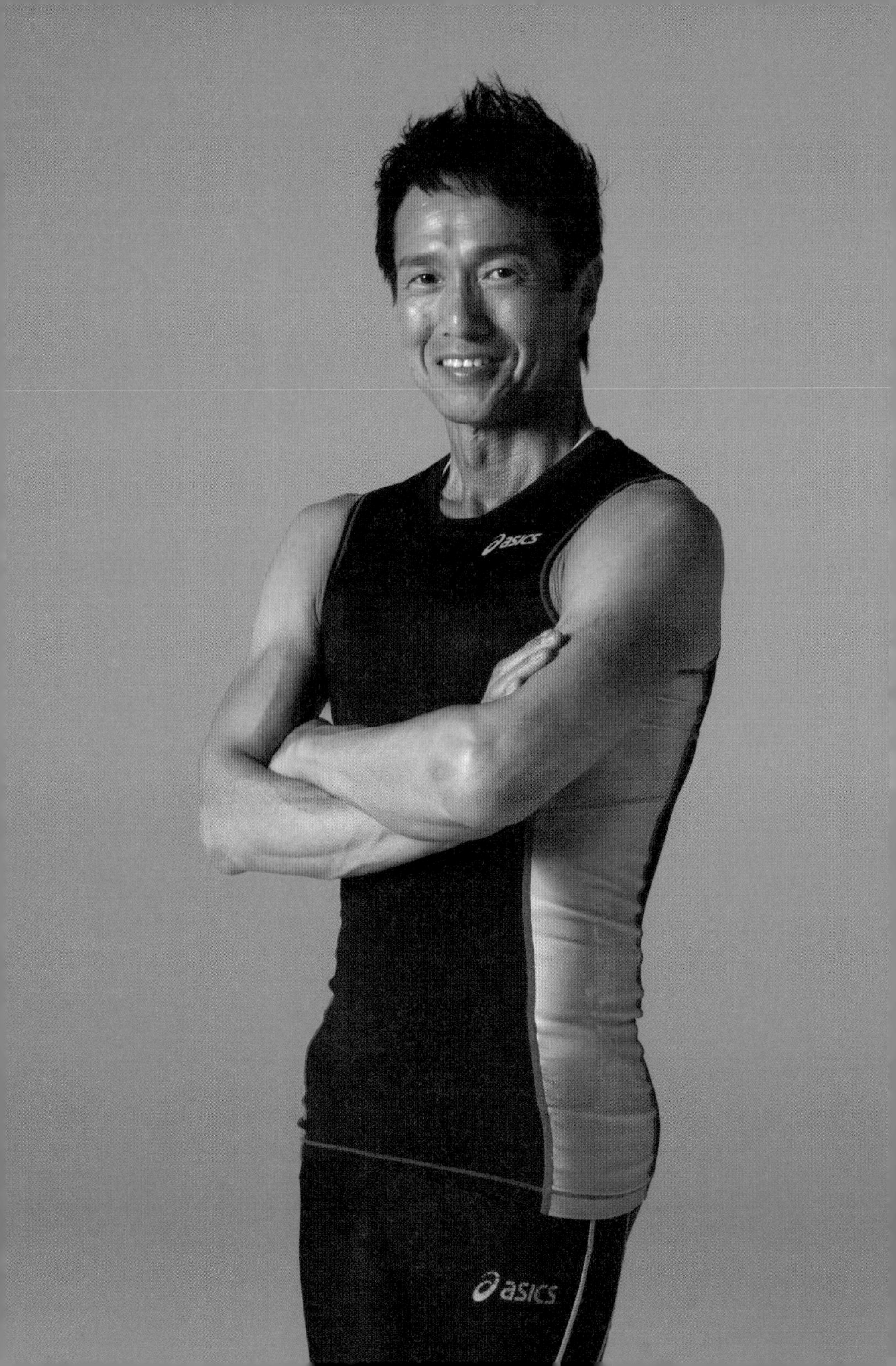
asics
asics

免疫力を高めて病気を予防

―ロングブレスとはどのようなエクササイズでしょう。

美木：一言でいえば、お尻をギュッと締めると同時に、お腹をひっこめて行う呼吸法です。お尻を締めるとインナーマッスルの一番下にある骨盤底筋群が上に持ち上げられます。この状態で鼻から息を吸うと横隔膜が開くので腹圧がかかります。つまり、下からも上からも圧力がかかるわけですね。次に、思い切り息を吐くと、腹巻のように内臓を覆っている腹横筋というインナーマッスルが収縮します。腹横筋は吐けば吐くほど収縮するんです。ロングブレスは縦と横同時に圧を加えて筋肉を鍛える呼吸法です。3秒吸って15秒ゆっくり吐くを6回、これが出来るようになったら、3秒吸って10秒思いっきり吐くを6回行って下さい。

―ロングブレスをしていると暑くなります。

美木：呼吸をすると酸素が血液を介して体中に送られます。すると血流がよくなり、体温が上がります。そこで汗が出るのですが、体温が高くなることは病気の予防につながります。

ご存じのように、がんを予防するには体温を36・5度以上に保つことが必須です。体温と免疫力の高さは比例しますから、毎日、少しずつロングブレスをすれば免疫力が上がって、病気になりにくい体になっていきます。ヤマノでも琥珀の抽出物による免疫力アップの可能性を研究していると聞いています。これには僕も期待しています。早く免疫力に関わる成分が見つかるといいですね。

―ロングブレスはダイエットにもなりますね。

美木：皆さん、体重を減らしたいといいますが、体重よりもサイズが問題です。筋肉質の人と脂肪が多い人を比べると、同じ体重であれば、筋肉質の人のほうが引き締まっています。中高年の場合、体重を落とすというより、サイズが落ちたほうがいいですよね。体重が5キロ減ってもサイズは変わらない人は大勢います。ロングブレスで鍛えると、痩せるというより体が締まっていきます。これが大事なんです。

また、体内で燃焼した脂肪の84％は二酸化炭素として吐き出されるという研究結果が、オーストラリアのニューサウスウェールズ大学から出ています。酸素をたくさん取り込んで、多く吐き出すことは脂肪の燃焼にも重要なのです。

―ロングブレスはだれでもできますね。

美木：僕は、皆さんに「呼吸を変えれば人生が変わる」といっています。

50歳になると肺は50％しか働かなくなります。60歳なら40％。だから、しっかり呼吸をして肺の働きを助けるようにする。とても理にかなっている呼吸法です。

痩せたい人は生野菜から食べる

―食事で気をつけていることは？

美木：必ず生のものから食べます。これは酵素栄養学の考え方です。酵素には消化酵素と代謝酵素があります。消化酵素は食べたものを消化する酵素で、代謝酵素は脂肪燃焼や解毒などの働きをする酵素で非常に大切です。体は消化酵素を使ってしまうと、代謝酵素をその手助けに回すため、肝心の代謝酵素が減ってしまいます。ですから、最初に、酵素をたくさん含む生のものをとって、代謝酵素がきちんと働けるようにすることが大切です。生野菜や生の果物、刺身、発酵食品を食事の最初にとって消化酵素が働きやすいようにするといいですね。

食べすぎた時や飲みすぎた時などには、低速ジューサーで搾ったニンジンリンゴジュースを飲んで、腸を休ませるといいですよ。

キックボクサー・小比類巻道場会長

小比類巻貴之

道場には琥珀健寿茶をストック
体を鍛えながら、血圧や血糖値もケア

小比類巻貴之氏の道場には、
健康にアンテナの高い経営者が数多く訪れる。
体と心を鍛え抜いたトップアスリートとしての実績を携え、
人を強く、カッコよく、
そして健康にすることに情熱を傾けている。

プロフィール

小比類巻貴之（こひるいまき たかゆき）1977年青森県生まれ。13歳で空手を始める。97年に全日本キックボクシング連盟興行でプロデビュー。その後、K-1に参戦。2000年にISKAオリエンタル世界スーパーウェルター級王座獲得。骨折、靭帯損傷など数度のケガを乗り越えK-1 WORLD MAX日本代表決定トーナメントで3度優勝。三沢市、東京・恵比寿の小比類巻道場会長。

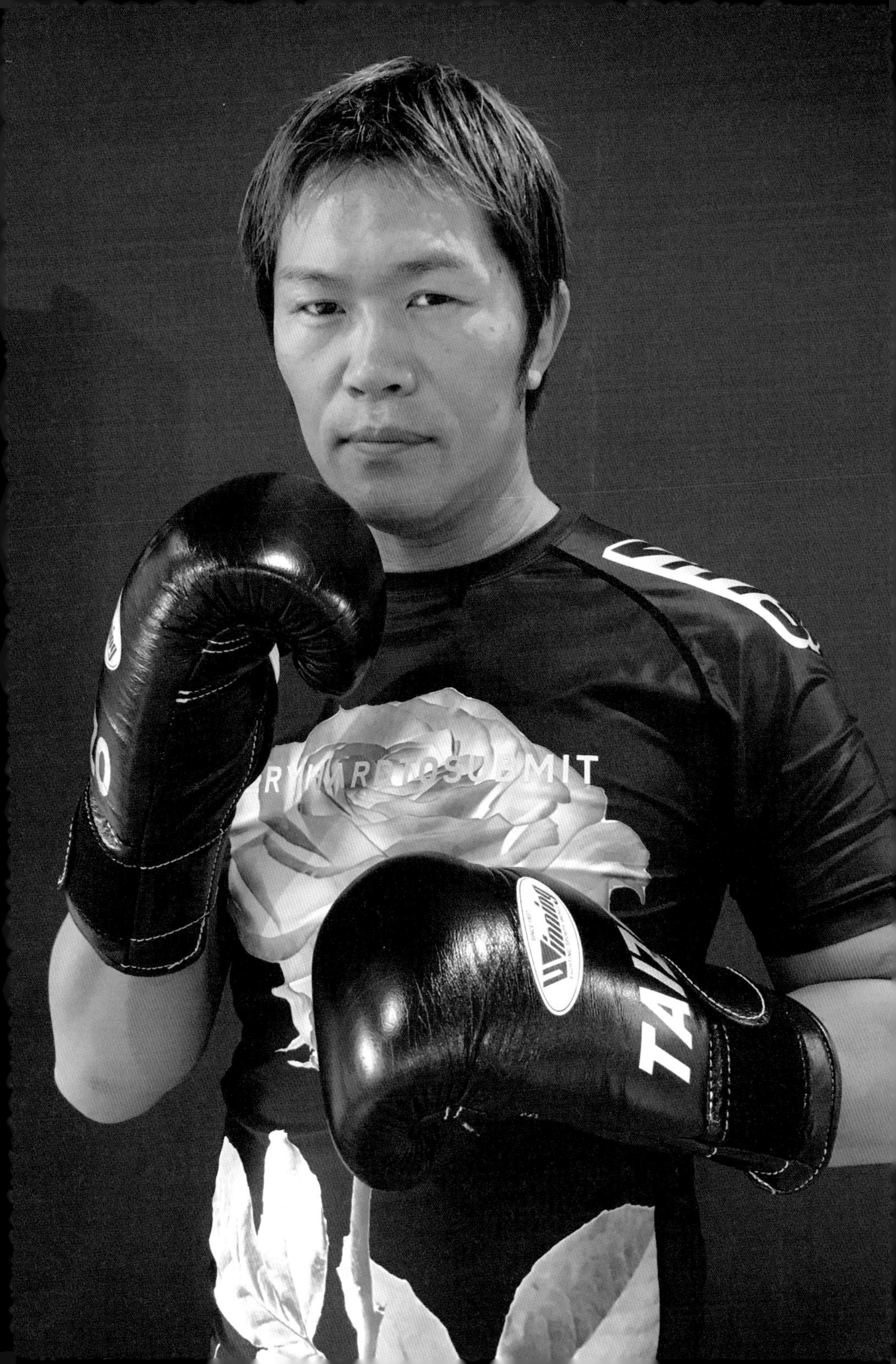

共通の目的は〝カッコよくなりたい〟

—道場に通われる方は、どんな目的をもっていらっしゃるのでしょう。

小比類巻：僕の道場の会員は経営者の方が多く、キックボクシングで痩せたい、強くなりたいなどさまざま目的はあるのですが、共通しているのはカッコよくなりたいということじゃないかと思います。キックボクシングの世界トップ選手を見てください。彼らが歩いているときの姿勢は、頭のてっぺん、みぞおち、お尻まで真っすぐです。彼らを見るたび、僕は「強さには美が宿る」と思いますね。本当にカッコいい。皆さんもそれを望んでいるんじゃないかな。

—とはいえ、若くないとできないのでは？

小比類巻：そんなことはありません。以前、60歳の方が還暦祝いに試合がしたいといい、シニアの部に出場し、43歳の人と戦って勝ちました。これもカッコいいですよね。

キックボクシングに膝蹴りといって、膝を上げる動きがあるのですが、あれは健康にいいといわれています。年齢とともに、背中は曲がってくるので、膝を上げることによって背筋が伸び、姿勢がよくなるんです。

会員の皆さんは健康に関してもアンテナが高く、ヤマノの琥珀健寿茶を道場に置いていますが、トレーニング前、途中、終わってから飲んでいる方も多い。健康がもたらす効果についても非常に意識が高いと感じます。ペットボトルの水に琥珀健寿茶を入れて飲めば一石二鳥です。体を鍛えながら、気になる血圧や血糖値もケアできます。

健康維持はシンプル

—小比類巻さんの健康維持の方法は？

小比類巻：基本は、寝ること、食べること、運動すること。シンプルです。今は、現役時代のように勝つための体づくりというより、健康であるための体づくりがメインです。ただ、実際にはなかなかうまくいかない(笑)。

7〜8時間は寝たいと思っているのですが、だいたい6時間程度。理想通りにはいきません。

食事は、その日のトレーニングで変えます。筋力トレーニングが多い日はたんぱく質を多めにとり、有酸素系のトレーニング中心だったら抵抗力をつけるためにビタミン類をとるようにしています。体が必要としているものは自然にわかりますね。

―トレーニングで心掛けていることは?

小比類巻:会員さんと1対1で戦うことを想定してトレーニングします。ただ、今はミットを受けて相手にインパクトを教えることが一番大切なことなので、どんなパンチも受けてあげられるように筋力をつけなければいけません。それに、しっかりと相手の心を読まなければいけないので集中力は切らさないですね。

―キックボクシングのよさとは?

小比類巻:1対1の格闘技をしていると、顔を見るだけで、その人の状態がわかるようになります。道場に入ってくる方の顔を見た瞬間、「会社、きつそうだな」とわかりますし、逆に「調子いいな」と思った方の会社を調べてみると、株価も上がっている(笑)。

デビュー戦の頃は、パンチをもらったら「痛いな」と思うんですが、もうちょっと強くなると「今のパンチは痛かっただろうな」と打たれた相手の気持ちがわかるようになる。トップクラスになると、頭の上あたりに目があって、それが二人を操作している感じになります。この経験が、見た瞬間に人を理解することにつながっているのかもしれません。

モデル・タレント

大石絵理

琥珀を敷き詰めたサロンはまるでパワースポット。体がポカポカと暖かくなります

モデルとして、タレントとして活躍する大石絵理さんは、琥珀エステを体験して、そのパワーに驚いたという。琥珀をそっと肌に当て、すべるようにマッサージ。5000万年以上も前の樹液からは、心身をリラックスさせ、肌をみずみずしくさせる自然のパワーが出ているようだ。

プロフィール

大石絵理（おおいし えり）
1993年東京都生まれ。プラチナムプロダクションに所属し、モデル、タレントとして活躍。2009年、オーディション大会「ミスセブンティーン」ファイナリスト。「東京ガールズコレクション」「Girls Award」などのファッションイベントにも出演。特技は、ピアノ、英会話。絶対音感の持ち主でもある。

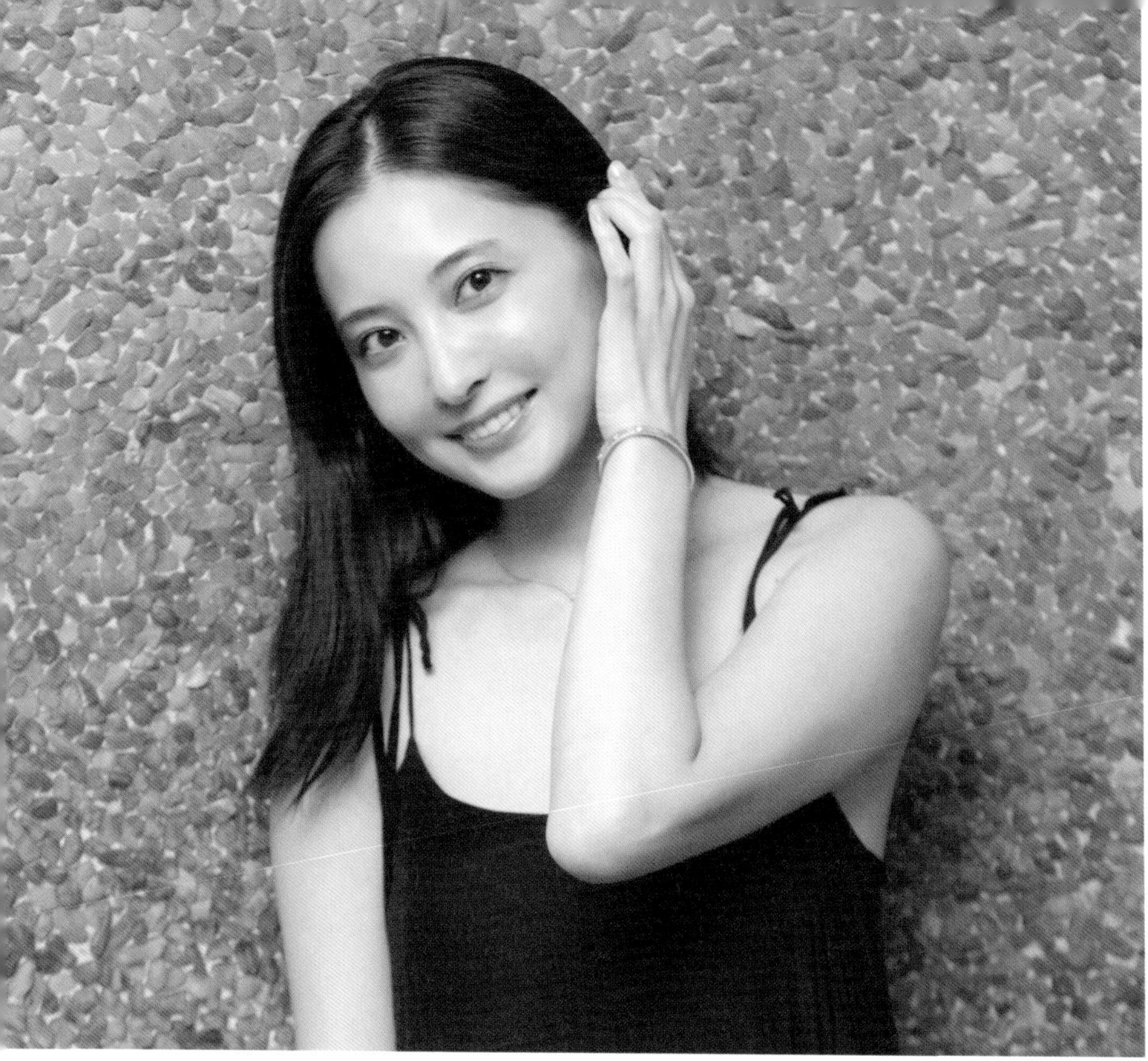

ジムに料理教室に多忙な日々

—スタイルを維持するための運動はされているのですか？

大石：運動神経はたいしたことないんですけれど、週に2回はジムに行き、筋トレ。冷え性なので岩盤浴ができるジムにも行ってます。最近ゴルフも始めたので、夕食後に打ちっぱなしに行くこともありますね。こうして並べるとずいぶん行動的ですね（笑）。

—食事にも気をつかっていらっしゃるのでしょうね？

大石：いえいえ、好きなものを好きなだけ食べています。以前、3年ほど炭水化物を抜く食生活をしていたことがありますが、肌のうるおいがなくなってしまったような気がしたので、私には合わないのかなと思い、やめました。

ただ、ゆっくり、よく噛んでという習慣は子どもの頃から身についています。だから、友だちと食事をすると、いつの間にかお料理がなくなっているということはよくありますね。

それに、お酒を飲むと太る体質なので、お酒は飲みません。また、野菜から食べ始めて、最後にご飯という順番がダイエットにも健康にもいいと聞いたので、守るようにしています。

—家にいらっしゃるときは、なにをされているのでしょう。

大石：実はお料理が好きで、今、2つの料理教室に通っています。一つはイタリアンのシェフが教えてくれる教室。もう一つは、グルテンフリーやマクロビオティックを取り入れた教室です。先日、カニクリームコロッケを自宅で作ったら爆発してしまい、人生最大の失敗料理に！以来、コロッケはトラウマです。

健康と料理も関係が深いと思うので、琥珀健康茶を使った生活習慣病のためのレシピもぜひ作ってみたいです。

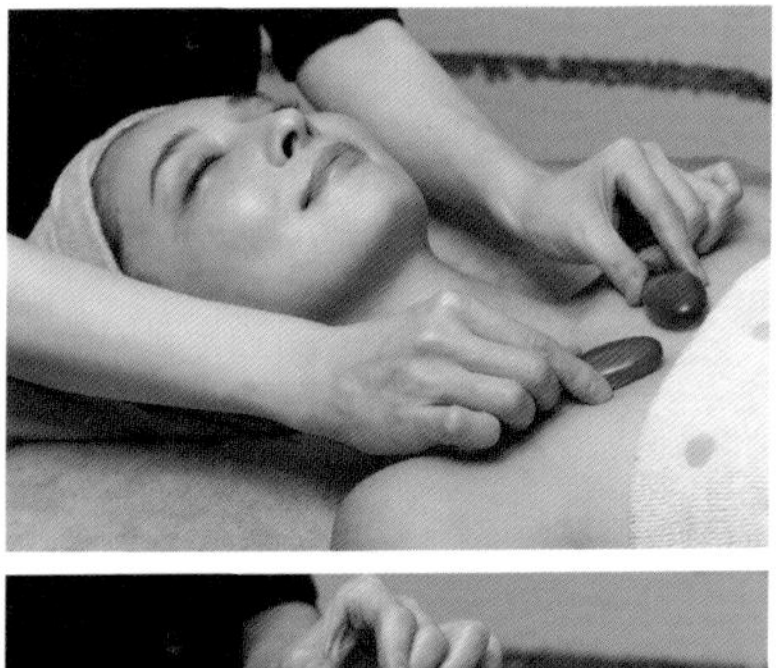

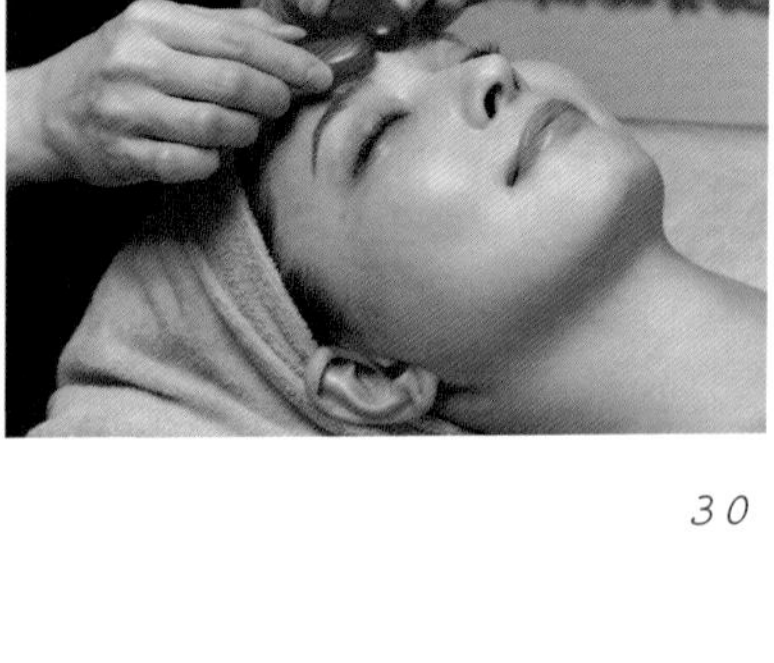

パワースポットにいる感じ

—ヤマノで琥珀エステをされたそうですね。いかがでしたか。

大石：琥珀の部屋に入ったとたん、ポカポカと暖かく、パワースポットに入ったような気分になりました。なんとなくではなく、とてもはっきり感じたのが不思議なほどです。あの部屋で

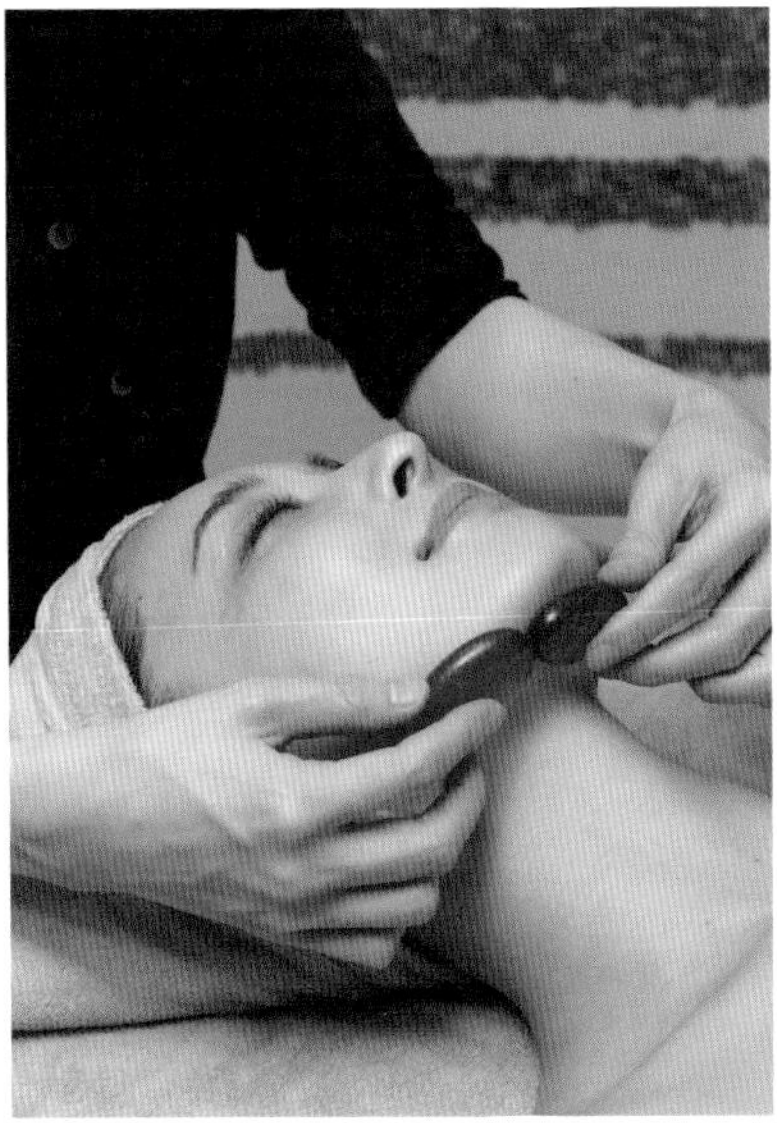

本を読んでいたいですね。

　琥珀を肌に当ててマッサージしてくださるのですが、途中からぐっすり眠ってしまいました。毎日8時間程度は寝ていますが、それより琥珀の部屋で寝た30分のほうが気持ちよかったですね。目が覚めたら、スッキリ。肌に透明感が出て、白く、明るくなりました。それに、リフトアップしたようで、目も大きく開く感じがしました。

—普段、ご自宅での顔のお手入れはどうされているのですか?

大石：家では、なによりも保湿を心掛けています。ワセリンでも代用可能なのですが、皮膚科で処方していただく保湿剤を基礎化粧品の後にたっぷりつけています。就寝時はもちろん、日中もつけていますからいつも顔はテカテカ（笑）。でも、乾燥を防いでうるおうようになりました。気になっていたほうれい線もあまり気にならなくなりましたよ。

　基礎化粧品は、ヤマノの「コハクセンチュリー白」の「コハクナノ&WHキャビアナイトセラム」が好きです。上品な花の香りが優しくて、金色の小さなカプセルが肌に残るのも、とても贅沢な感じです。敏感肌なので化粧品には気をつかっているのですが、天然の琥珀から抽出した成分という点が安心です。

料理研究家

寺田真二郎

琥珀健寿エキスの健康効果を最大限に活かすレシピ完成！

実家の家業はお茶の製造販売。
幼少期からお茶に親しんできた寺田真二郎氏にとって、
琥珀エキスの健康効果を発揮させるレシピ開発は腕の見せ所。
お茶の香りや色も大切に、おいしくて、簡単で、
家族みんなが楽しめるレシピが完成した。

プロフィール

寺田真二郎（てらだ しんじろう）
1983年愛知県生まれ。調理資格取得後、食品会社勤務、カフェ店長などを経て、2009年より料理研究家として活動を始める。時短テクニックや驚きのアイデアを活かしたレシピが幅広い世代に好評。テレビや雑誌連載のほか、イベント出演、レシピ開発やプロデュースなど多方面で活躍中の、いま注目の若手料理研究家。実家は緑茶の製造販売業を営んでおり、自身も日本茶アドバイザーの資格をもつ。

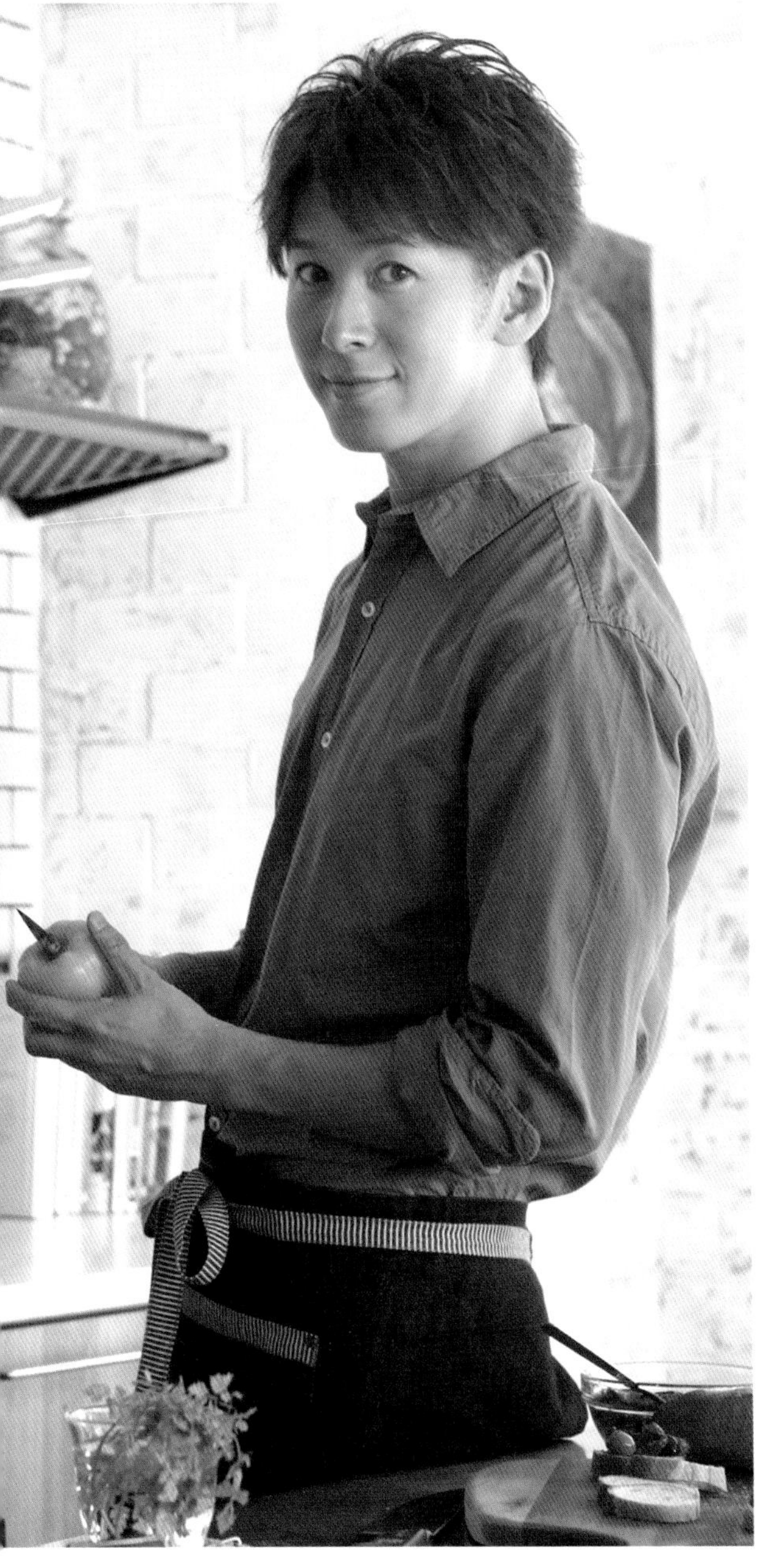

お茶の効果を最大限に活かす

―ご実家はお茶の製造販売をされているとうかがいました。

寺田：はい。実家は日本茶の製造販売業をしています。だから、僕は幼少期からお茶に触れていましたし、お料理が好きで、よくお茶を使ったクッキーやケーキを作っていました。夏にはお茶ベースのかき氷もよく作りましたよ。お茶を抽出してちょっと甘くし、それを凍らせて氷にしたものを削ったかき氷です。

―琥珀エキスを加えたお茶と聞いたときはい

かがでしたか？

寺田：驚きました（笑）。そもそも琥珀を見たことがなかったので、見せていただいたときには、「これを食べるの？」というのが正直な感想。でも、お話を聞くうちに健康効果をあまり意識せずに生活に取り入れることができるのは、高齢社会にはとてもいいと思いましたね。

――琥珀健康茶のレシピで工夫された点とは？

寺田：お茶の味や香りだけでなく、琥珀エキスの効果を活かしたお料理を作らなければいけないので、その点ではかなり考えました。

たとえば、琥珀健寿茶T型は烏龍茶のブレンドです。このお茶は糖質が気になる方向けに開発されたお茶とのことなので、これを効果的に使いたい。そこで、ご飯に含まれている糖質をあまり気にしなくても食べられるよう、お米と一緒に炊くことにしました。ただし、烏龍茶の香りも楽しんでいただきたい。そこで、香りが引きたつ中華ちまきを考えました。

――健康効果とお茶の香りの両方を活かしたレシピというわけですね。

寺田：琥珀健寿茶K型はほうじ茶ブレンドで、塩分の多い食事や生活リズムが気になる方のためのお茶です。お料理にはどうしても塩分を使いますから、とりすぎた塩分を最後のデザートで解消する。そんな一品にしました。

琥珀健寿茶S型は緑茶ブレンドで脂っこい食事が気になる方のためのお茶です。そこで、脂肪の多い食事の後でも飲めるスイーツ風の飲み物を考えました。お茶と甘酒はとても相性がいいんですよ。飲みやすくて体にもいい飲み物に仕上がっています。

琥珀健寿茶は3種類とも糖質や塩分、脂質が気になっている人だけしか飲めないお茶ではありません。お茶としてもおいしいので、本来はいつ飲んでいただいてもいいのですが、おかずやデザートに加えればバリエーションが広がります。皆さんもちょっと工夫されると、家族全員で楽しめるレシピができると思いますよ。

食材の種類は多いほどいい

―ご自身の食生活へのこだわりは?

寺田：ただお腹いっぱいになればいいとは思えないので、食べたものはちゃんと身になってほしいですよね。

　コンビニでおにぎりを買うこともありますが、できるだけ具が多いものを選んでしまいます。パスタでも具の多さが決め手。ペペロンチーノは好きだけれど、他を選ぶようにします。

　牛丼屋にも行きますが、僕だけ異色なんですよ。丼物の場合は、最初から最後まで味も食材も単一になりがちなので、小鉢などをあれこれ頼んで、ちょっと贅沢します（笑）。味や食感など、いろいろ味わいたいなと思いますね。

　もう一つ、お腹いっぱいだと味覚が鈍るので、仕事に差し支えます。おいしいと感じる程度に控えることにも気をつけています。

―健康維持のためにしていることはありますか。

寺田：週に3回ほど、ジムに通っています。といっても、実はそんなにストイックというわけではなく、体型はキープしておきたいな、食事をおいしく味わいたいな、という思いから、適度な運動を心掛けています。

―お茶はよく飲まれますか?

寺田：実家ではコーヒーが出るような場面でも、どんなときもお茶でしたから、今もお茶を飲むのはごく自然なことですね。普段は緑茶とほうじ茶をメインに、よく飲みます。朝はすっきりとした緑茶、日中は癒される感じがするほうじ茶が僕のおすすめです。

3種類の「琥珀健寿茶」は料理にも使えます。
おいしくてヘルシーなレシピをご紹介します。

栄養機能食品「琥珀健寿茶」健康レシピ

琥珀健寿茶【抹茶入り緑茶】を使って

琥珀健康豆乳ラテ

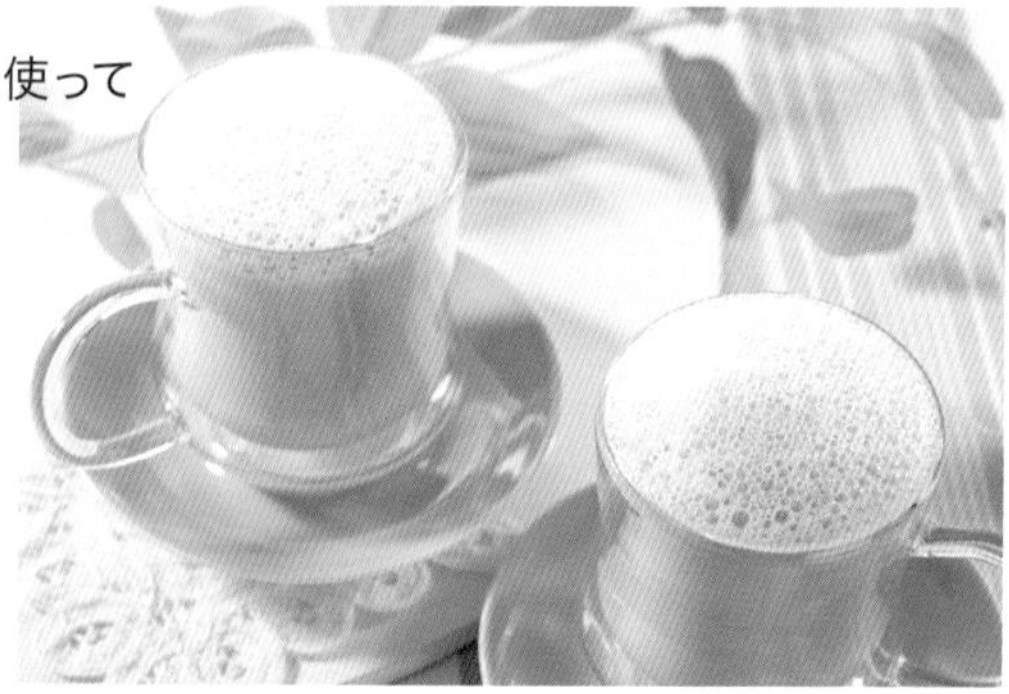

材料（2人分）
甘酒（米麹）　100mℓ
無調整豆乳　100mℓ
しょうがすりおろし　少々
琥珀健寿茶
【抹茶入り緑茶】 1包

作り方
① ボウルに甘酒、無調整豆乳、しょうがすりおろしを入れ、ラップをしてレンジで1分30秒加熱する。
② ①に琥珀健寿茶【抹茶入り緑茶】を入れ、泡立て器で軽く泡立て、カップに注ぐ。

琥珀健寿茶【烏龍茶】を使って

琥珀健康ちまき

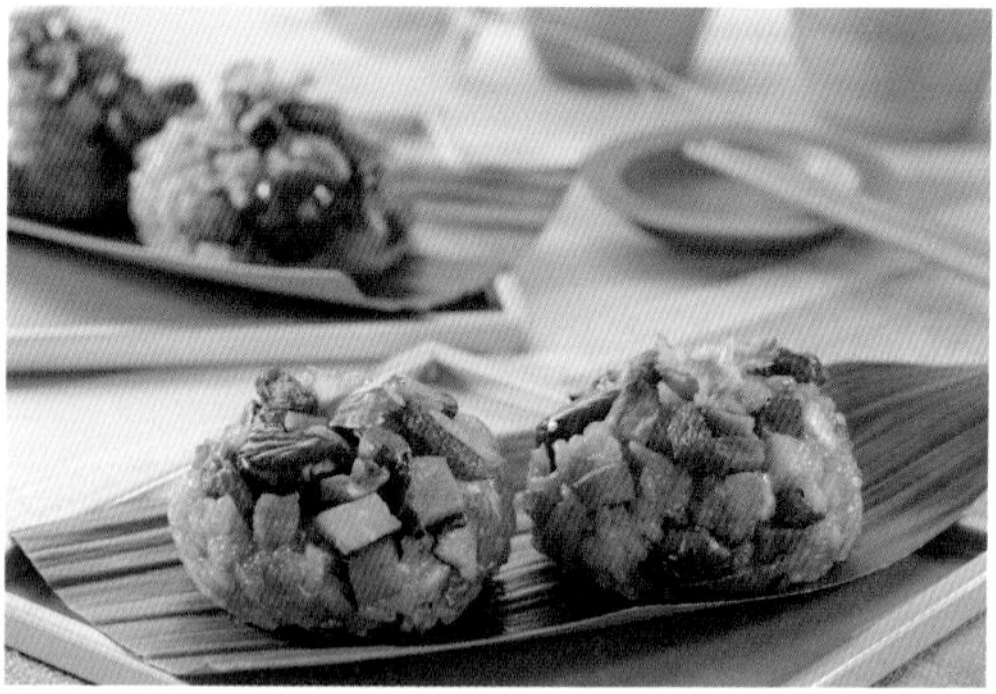

材料（作りやすい分量）
もち米　2合
（30分ほど水にひたす）
干し椎茸　4枚
焼き豚　80g（8㎜角）
ゆで筍　50g（8㎜角）
甘栗　10個（半分に切る）

A
オイスターソース　大さじ2
きび糖
しょうゆ
ごま油
料理酒　各大さじ1
琥珀健寿茶【烏龍茶】 2包

作り方
① 干し椎茸をぬるま湯200mℓで戻し、8㎜角に切る（戻し汁はとっておく）。
② 釜に水気を切ったもち米、椎茸の戻し汁、Aを入れ、水（分量外）をおこわの2合の目盛りまで注いで混ぜる。
③ ②に椎茸、焼き豚、筍、甘栗をのせ、炊飯する。

琥珀健寿茶【ほうじ茶】を使って

健康スイートポテト

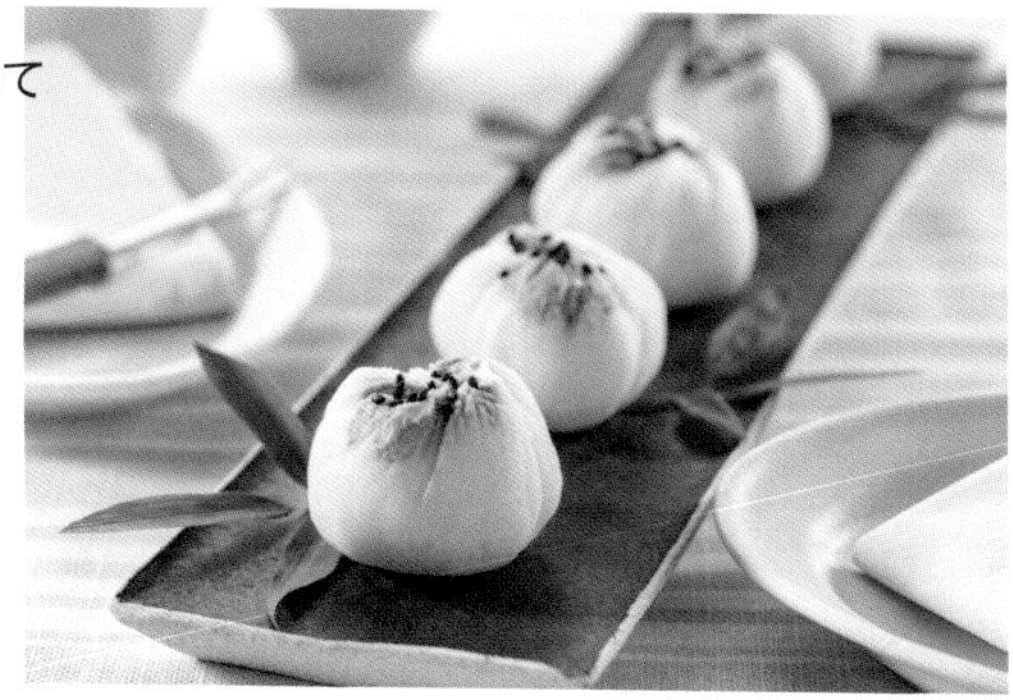

材料（5個分）
さつまいも　120g
クリームチーズ　25g
琥珀健寿茶【ほうじ茶】　1包
水　大さじ1
バター　10g
練乳　大さじ1と½
塩　少々
黒いりごま　適量

＊電子レンジの加熱時間は、600Wを基準にしています。
500Wの場合は、約1.2倍の時間を目安に調理してください。

作り方

① さつまいもは皮をむき、一口大に切って、たっぷりの水に5分ほどつける。
② 小さい耐熱容器にクリームチーズを入れ、レンジで5秒加熱し、琥珀健寿茶【ほうじ茶】を加えてよく混ぜ、冷蔵庫で5分ほど冷やす。
③ ①の水気を切り、耐熱ボウルに入れ、水を加えラップをしてレンジで約4分加熱する。
④ ③を熱いうちにこし器やザルを使ってこしたら、ボウルに戻し、バター、練乳、塩を加えて混ぜる。
⑤ ラップの上に5等分した④と②を順にのせ、ラップを茶巾絞りのようにして包み、広げて中央に黒いりごまをのせる。

食べる琥珀
琥珀健寿茶

体脂肪・内臓脂肪に

琥珀健寿茶S型
【抹茶入り緑茶ブレンド】

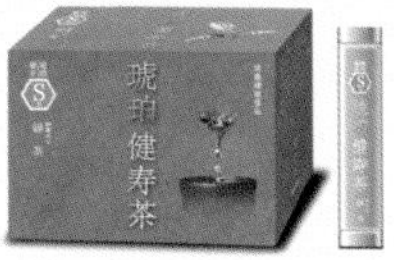

体脂肪・内臓脂肪・血中中性脂肪・肥満・心筋症・心筋梗塞・脳梗塞のリスクが気になる方に

糖質が気になる方に

琥珀健寿茶T型
【烏龍茶ブレンド】

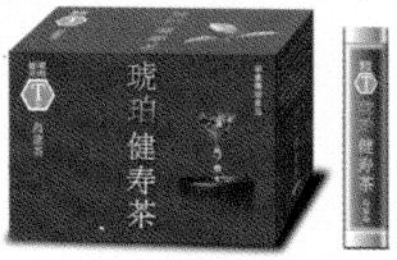

パスタ・パン・ご飯などがお好きな方や、血糖値が高く、糖尿病のリスクが気になる方に

血圧が気になる方に

琥珀健寿茶K型
【ほうじ茶ブレンド】

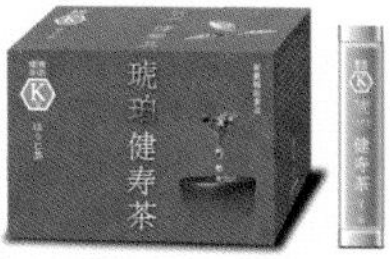

お酒や塩分のとりすぎやストレスが気になる方。血圧が高く、動脈硬化や脳卒中のリスクが気になる方に

琥珀のエネルギー 健康と美

5000万年を生き抜いた命の奇跡、
琥珀。
その琥珀から抽出したエキスに
美容効果や健康効果があることが
発見されました。
今後の新たな発見も期待されています。

琥珀健寿エキス S・T・K型による **健康への効果**

糖質吸収抑制 糖質分解抑制

琥珀健寿エキスT型
(糖質のT)

炭水化物がブドウ糖に分解される際に必要な消化酵素を必要以上につくらせず、ブドウ糖に分解されても小腸の壁を通過するのを防いで、糖質の分解と吸収をダブルでブロック。

血圧正常化

琥珀健寿エキスK型
(血圧のK)

血管を縮めようとする酵素に作用し、酵素の活性化を抑制して血圧の上昇を抑える。

脂肪分解促進

琥珀健寿エキスS型
(脂肪のS)

脂肪の分解を促進し、燃焼されるエネルギー量をアップ。

琥珀エキスの美容効果

肌のターンオーバー促進効果

コハクエキス リペア(RE)
コハクエキス ナノ(RE NANO)

肌の再生周期を正常化し、なめらかにするとともに、シミを消す。

ヒアルロン酸産生促進作用

コハクエキス リペア(RE)
コハクエキス ナノ(RE NANO)

肌の水分量を高めて若返らせる。

美白効果

コハクエキスホワイト(WH)

肌を白く美しくする。シミやくすみのもとになるメラニンの産生を促すシグナルを抑える。

育毛効果

コハクエキスグロー(GR)

毛を育てる。毛包周辺で血管がつくられるのを促進することで、栄養が行き渡り、健康な髪が育つ。

世界の琥珀の産地

産地（国名）◆地質年代

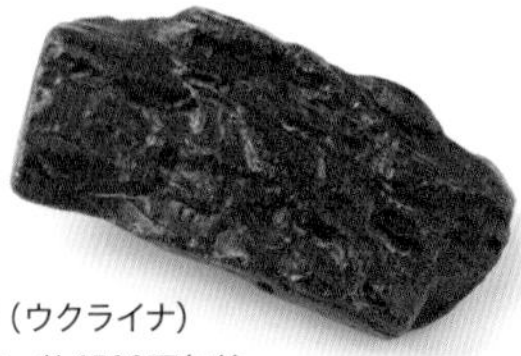

クレソフ（ウクライナ）
◆古第三紀　約4500万年前

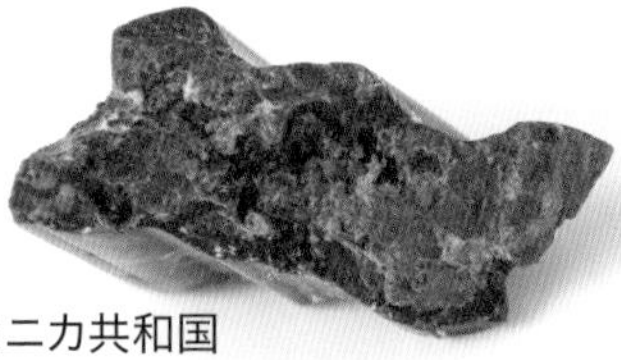

ドミニカ共和国
◆新第三紀　約2000万年前

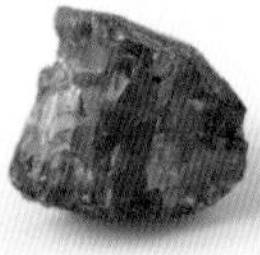

銚子（日本）
◆中生代　約1億年前

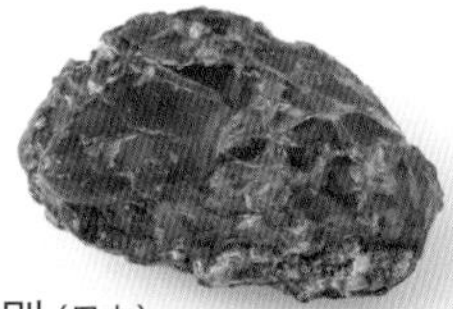

三笠市奔別（日本）
◆古第三紀　約3000万年前

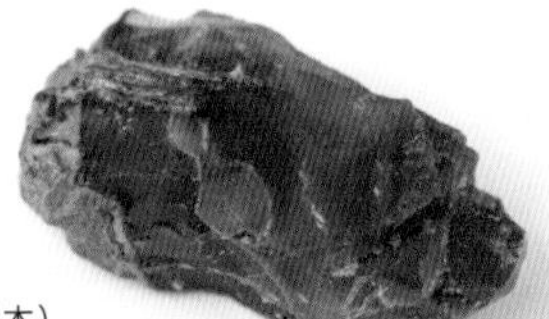

久慈（日本）
◆白亜紀　約8500万年前

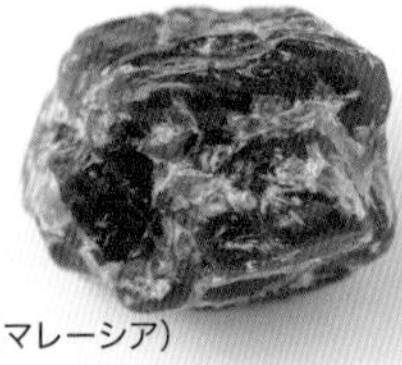

サラワク（マレーシア）
◆古第三紀　約2500万年前

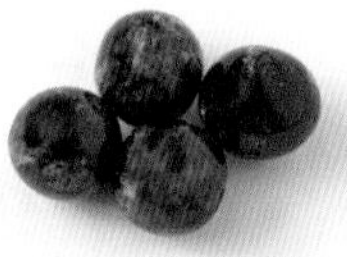

撫順《ぶじゅん》（中国）
◆古第三紀　約2500万年前

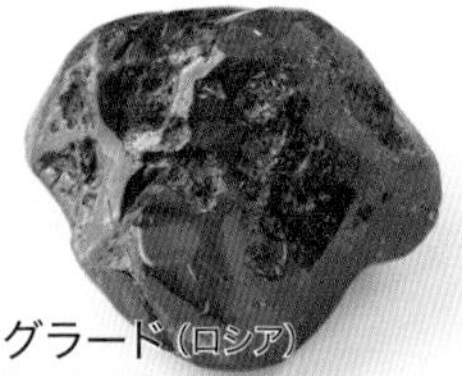

カリーニングラード（ロシア）
◆古第三紀　約4500万年前

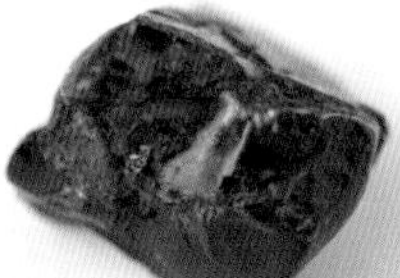

シシリー（イタリア）
◆古第三紀　約2500万年前

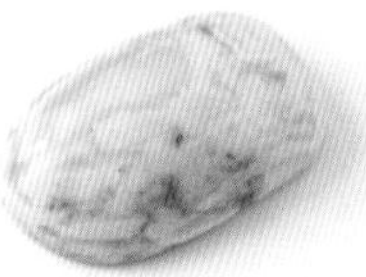

グダニスク（ポーランド）
◆古第三紀　約4500万年前

プロローグ～琥珀革命

５０００万年を生き抜いた琥珀に宿る命の奇跡

自然の力によってつくられた琥珀によって、美と健康長寿を実現するという壮大なロマン、それが「琥珀革命」です。

人生１００年時代といわれるようになりました。寿命が延びるのはいいことですが、年を重ねるほど体は衰え、医者にかかったり、薬を服用したりする機会が増えるのも事実です。

最新の国民医療費の総額は42兆６０００億円。その財源の半分近くは医療保険制度の保険料によって賄われているため、健康な若い人たちにかかる負担は非常に大きくなります。いかに医療費を削減するかは大きな課題となっています。

日本はもちろんのこと、世界的にも高齢化が進むなかで注目が集まっているのが、自分の健康は自分で守る「セルフメディケーション」という考え方です。病院や医師に頼るのではなく、自分の力で健康維持を図り、病気の予防をする。たとえば、病気や薬についての正しい知識を得ることで、軽い症状であれば自分で手当てをしたり、日頃から食事や運動などに気をつけて肥満、高血圧、糖尿病に代表される生活習慣病を予防するというものです。

また、寿命が延びるにつれ、単に長生きするのではなく、いかに健康的に暮らせる期間、いわゆる「健康寿命」を長くするかも重要になっています。世界保健機関（ＷＨＯ）も、すでに２００２年から「アクティブ・エイジング」を提唱し、健康寿命を延ばし生活の質を上げることの重要性を説いています。

前置きが長くなりましたが、このような世界的な流れを感じるにつれ、私も女性の美しさを支援するだけでなく、健康そのものや健康寿命を延ばすための支援もできるかもしれない、むしろそうすべきではないかと、強く思うようになりました。

私の会社はもともと私の祖母、美容家の山野愛子が創案した「どろんこ美容」を展開してきました。その後、１９９９年に私が「琥珀」と運命的な出会いをしたことをきっかけに、そこに「琥珀美容」も加わりました。

どろんこ美容と琥珀美容で一貫して追求してきたのは、年齢を忘れてしまうほど、内側からきらめきを発する美しい肌をつくることでした。肌の健康を引き出すために、クレー

（泥）や琥珀成分を使った化粧品やヘアケア商品を開発してきました。

しかし、そもそも心身が健康でなければ、外に出掛けようという気持ちにはなりません。健康はもっとトータルなものとしてとらえる必要があるのではないかと思うようになったのです。

その思いがさらに強まったのが、４年前です。父を胃がんで亡くし、健康でなければ人間の幸せはないと痛切に感じたのです。これからは、人々の健康に貢献できる独創的な商品を開発していこう。そう心を決めて、会社としてもそうした方向性に大きく舵を切ることにしました。

なかでも私が全身全霊をかけて打ち込んできたのが「琥珀」の研究開発です。琥珀というと、黄色い宝石、指輪、ネックレス、工芸品などに使われているというイメージくらいしかないかもしれません。実際、私もそのようにしか思っていませんでした。ところが、あることをきっかけに、その思い込みが一変しました。正直にいえば、頭に雷が落ちたように「これだ！」とひらめいたのです。

その後で知ったことですが、ヨーロッパでは琥珀は昔からパウダーやオイルに加工され、家庭の常備薬や健康食品など幅広い生活シーンで用いられていたのです。これについては、パート1で詳しく説明しています。

近年では私たちの研究によって、琥珀の成分の持つパワーが徐々に明らかになりつつあります。理化学研究所や筑波大学との共同研究により、美肌、育毛、生活習慣病の抑制に役立つ作用を発見し、いくつもの特許を取得してきました。気づくと、琥珀一筋でコツコツと研究を積み重ねて、20年以上が経過していました。

利益に直結する研究開発だけでなく、多くの資金を必要とする基礎研究を続けていることについて、周囲からは「愚かではないか」といわれることもよくあります。もちろん、発見した作用を生かして商品をつくって販売もしてきましたが、私たちの商品はサロンなど限られたチャネルでしか扱わないため、投資回収して余りあるほどの売り上げを得ているとはいえません。

けれども、ひと通り研究して「効果がありそうだ」という結論だけで終わらせてしまっては、何の意味もありません。それで琥珀がもてはやされたとしても、一過性の流行にすぎません。私たちは琥珀に秘められた可能性を信じています。だからこそ、琥珀がもつ力を多くの方に実感していただきたいと思っています。そのためには、しっかりとした研究を重ね、エビデンスを固めて、十分に試すステップは欠かせないと考えています。

琥珀エキスの研究は、培養細胞の実験がフェーズ1、有効成分を取り出す作業がフェーズ2になります。そこで有効性と安全性、副作用がないことがわかって初めて、医薬品などの商品化が可能になり、世の中に貢献できるようになります。

そのように有効成分を明確に示したうえで、品質の高い琥珀エキスや琥珀関連商品を全世界の幅広いメーカーやチャネルに提供したい。商品においても、化粧品だけに留まらず、健康食品や医薬品などもっと幅広い形で提供し、生活のさまざまな場面で利用していただきたい。近い将来、それが実現できると、私たちは信じています。

世界を琥珀で健康にする。それが私たちのミッションです。肌の美しさだけでなく、健康であることも幸せの重要な要素です。山野愛子が追求した美しさにも、「精神美」と「健康美」がありました。私は、それをより一層深め、社会課題となっている健康長寿に貢献していきたいと考えています。

とはいえ、琥珀がもつ成分は数千~1万種類程度(当社調べ)と考えられ、その多くはいまだ解明されていません。研究すればするほど、いろいろな発見があり、興味は尽きないのです。琥珀のそうした未知の可能性の一端を、この本でご紹介していきたいと思います。

琥珀革命

健康で美しくなる　目次

Part 1

5000万年を生き抜いた命の奇跡、琥珀

Part 2 琥珀の新しい力で若々しく、そして健康長寿に

Part 3 自然からの贈り物～琥珀がもつ天然の美容効果

Part 1

5000万年を生き抜いた命の奇跡、琥珀

琥珀との運命的な出会い

私が「琥珀」と運命的な出会いをしたのは、株式会社ヤマノビューティメイトの社長に就任して間もない1999年。銀座で開催されていた宝石展示会にふらりと立ち寄ったときのことでした。

ダイヤモンドやサファイアを見ながら歩いていると、会場の隅に琥珀のブースがありました。琥珀が何かも知らなかった私は、何の興味も持たずに展示の前を通り過ぎようとしました。ところがふと、琥珀を敷き詰めた布団が目に留まりました。「こんなものは、痛くて眠れないだろう」と不思議に思った私は、販売員に「これは何ですか」と聞いてみました。ところが、その販売員の返事は「よくわかりません」というもの。なんと勉強不足な、とつぶやきたくなるところですが、店頭広告に「100年前からこの布団を使った琥珀治療というものがあります」という文言を見つけました。これを見た時、雷に打たれたように「これだ！」とひらめいたのです。

ロシアでは布団のほかに、琥珀をパウダーやオイルなどの形に加工して、心身の健康増進に役立てているのだとか。琥珀が治療に使われることには本当に驚いてしまいました。

というのも、私は美容家の祖母、山野愛子が提唱した会社の企業理念である、「美道五原則」を大切にしてきたからです。これは、「顔」（美しい素肌と魅力を引き出すメイクアップ）、「髪」（つやのあるヘアスタイル）、「装い」（ＴＰＯに合わせた装い）、「精神美」（すべてを前向きにとらえる素直な心や包容力）、「健康美」（バランスのとれた食生活と健康な体）が組み合わさって初めて、本当に美が生み出されるとする考え方です。美道五原則は、私たちの商品開発の基本にもなってきました。

心や体を癒す効果のあるものは、必ず美しさにもつながります。そこで琥珀についてもっと詳しく調べようと、私は直ちに世界最大の琥珀の産地、ロシアのカリーニングラードに視察に行ってみることにしました。

5000万年以上かけて生み出される天然の素材

ダイヤモンドやサファイア、ムーンストーンなど宝石の原石は、どっしりと重量感があり、硬くて冷たいイメージがあります。ところが、琥珀を手に取ると、驚くほど軽い。そのうえ、じんわりとした温もりまで伝わってきます。

それもそのはず。琥珀は、マツやヒノキなど針葉樹の樹脂が地面に埋もれ、長い年月をかけて固まって、化石化したものです。最も古い琥珀は3億年ほども前の地層のものだといいます。無機質の石の結晶ではなく、生物起源の宝石だからこそ、こんなに人肌になじむのだと思います。

琥珀が採れる場所はロシア、ポーランド、ドイツ、デンマーク、エストニアなどの北欧、中南米、アジアなど世界中に広く分布しています。産地、由来となる植物の種類、形成年数の違いにより、濃い褐色、オレンジ色、薄い黄色まで色彩や模様は千差万別。そのバリエーションは約２５０種類にものぼるといいます。

たとえば、中米ドミニカ共和国で採れる琥珀は、マメ科広葉樹の樹脂が中心となっています。色は淡い飴色《あめいろ》から濃い黄色、オレンジ色、太陽にかざすとグリーンがかって見えるものもあります。虫が閉じ込められた「インセクトアンバー」と呼ばれる貴重な琥珀も多く産出します。閉じ込められている昆虫の種類も多岐にわたります。

バルト海沿岸で採れる琥珀は、絶滅したマツ科の針葉樹の樹脂からできています。新生代の古第三紀、バルト海沿岸は直径4メートル、なかにはもっと太い幹の木々が生い茂って大森林を形成していたといいます。これらの木が倒れ、大量の樹脂とともに埋もれて海底に沈み、長い年月をかけて琥珀をつくり出しました。この地域で産出される琥珀の量は非常に多く、世界で産出される琥珀の75～80%を占めるといいます。ここで採掘される琥珀の色はブランデーやウイスキーのような飴色、クリームがかった黄色や白に近い色までバリエーションも非常に豊富です。細かい粒子の気泡が多く含まれると白っぽくなるといわれていますが、白い琥珀は時間が経つとともに、ベージュ色になっていきます。そうした変化も楽しめるため、アンティーク品としても人気があります。

アジアに目を向けると、中国では撫順《ぶじゅん》地方で採れる琥珀が有名です。同地方の琥珀の起源はメタセコイアの仲間のスギ科の針葉樹。茶色から赤みを帯びた濃い褐色のものが多く採れます。

日本で有数の琥珀の産地は、岩手県久慈市です。ここの琥珀はスギ科針葉樹の樹脂からできています。世界各地の琥珀は、５０００万年前から３０００万年前に形成されたものが多いのですが、久慈産の琥珀は白亜紀後期（９０００万～８５００万年前）の地層から採れるため、世界的に見ても古いものといえます。薄い黄色や飴色のほか、赤味のある茶褐色や黒に近い色、縞目模様など、色や模様の種類が豊富であることが大きな特徴です。

久慈市にある久慈琥珀博物館には、世界最大の琥珀製モザイク画などが飾られていて、その色彩の豊富さには驚かされます。同博物館は、琥珀の成り立ちの説明に始まり、体験型の展示やギャラリーなどさまざまな工夫が凝らされていて、魅力的な琥珀の世界を存分に楽しむことができます。

生き生きとした姿を保つタイムカプセル機能

琥珀に対して、単なる宝飾品に留まらない面白さを感じるのは、中米産琥珀で触れたように、虫などの生き物が閉じ込められているものがあることです。

太古の昔に生きていた生物が、腐りもせず、変形することもなく、当時のままの姿できれいに保存されている様子は、何度見ても驚きます。

虫の入った「インセクトアンバー」は一部のコレクターにとって垂涎の的。高値で取引される対象となっていますし、古代生物の貴重な研究資料として学術的にも珍重されています。

琥珀からは、最古のカタツムリ、熱帯雨林のカエル、ヘビの赤ちゃんなどが発見されています。カタツムリの目、ヘビの鱗などがはっきりと確認でき、琥珀の保存力の高さには驚かされます。興味深いことに、海に生息するアンモナイトが含まれた琥珀も見つかっています。海の生き物が、陸に生息する樹木の樹液の中にどのように閉じ込められたのか、何とも想像力を掻き立てられます。

さらに、２０２０年３月には９９００万年前の琥珀のなかから、史上最小の恐竜の頭部が発見されたとイギリスの科学雑誌『ネイチャー』に掲載され、話題となりました。その後、トカゲではないかといった指摘によって論文を取り下げるという事態となりましたが、琥珀は古代への窓口として好奇心を駆り立てる不思議な力をもっています。

そうした琥珀の神秘性やロマンを巧みに活用しているのが、１９９３年に公開されたハリウッド映画「ジュラシック・パーク」でしょう。物語の設定は、琥珀に閉じ込められていた蚊が吸った恐竜の血液から恐竜の遺伝子を採取して解析することにより、絶滅したはずの恐竜を復元させたというもの。よみがえった恐竜たちがリアルに動き回り、迫力あふれる世界が表現されています。そのようなストーリーが成り立つのは、古代生物の再生が可能かもしれないと思えるほど、琥珀のなかに閉じ込められた生物の保存状態がよいからにほかなりません。

このように、琥珀には、太古の昔の状況を伝えるタイムカプセル機能があるのです。

琥珀は人類最初の宝石？

琥珀は、「人類が最初に使用した宝石」ともいわれます。

実際に日本では、北海道の湯の里4遺跡（上磯郡知内町）や柏台1遺跡（千歳市）といった旧石器時代の遺跡から、穴をあけて加工された琥珀玉が出土。約2万年前から利用してきたことが確認されています。

縄文時代には、東北地方、北海道、関東地方などでも琥珀が採掘されていたようです。古墳時代になると、それが近畿に運ばれて、奈良の古墳から琥珀製の勾玉《まがたま》などが多く出土しています。さらに、大和朝廷が唐へ遣唐使を送る時に、献上品として琥珀を持参させたという古い記録も残っています。古代中国では、琥珀は仏教の七宝の一つとされていたので、絶好の贈り物になったのでしょう。

ところで、琥珀という名前は中国から来たものです。珀には美しい玉という意味があるそうですが、昔の人は虎が死後に石になったものだと信じていたので、トラの精魂の入った石として「琥珀」と呼ぶようになったという説があります。

日本の久慈では、琥珀は「くんのこ（薫陸香）」とも呼ばれていました。これは、琥珀を焚いてお香として利用していたからです。宝飾品や工芸品としてだけでなく、香りが楽しめるのも琥珀の特徴です。アラビアやヨーロッパでも古くから、心身の健康やリラクゼーション、ストレス解消のために、精油などの植物由来の香料を用いるアロマテラピーが民間療法として根付いてきました。

名前からわかる琥珀のさまざまな特徴

日本の「くんのこ」をはじめとして、世界各国の琥珀の呼び方を見ていくと、琥珀のさまざまな特徴が浮かび上がってきます。

たとえば、琥珀は英語で「Amber《アンバー》」といいます。これは、古代アラビア語の「アンバル（anbar）」（竜涎香《りゅうぜんこう》の香りがするものという意）に由来するとされています。竜涎香はマッコウクジラの腸内にできた結石で、対外に排出されると比重が軽いために海を漂い、燃やすと非常によい香りがします。それが琥珀の香りに似ているというだけでなく、海を漂ってくるところにも共通性を見出したようです。

琥珀はもともと樹液が流れ落ちて、土のなかに溜まり、高温や高圧にさらされるなかで化学変化を起こし化石化していったものですが、海底に琥珀を含む地層が広く分布するバルト海沿岸では嵐の後、琥珀のかけらがたくさん岸辺に打ち上げられます。琥珀の平均的な比重は１・０５～１・０８。濃度の濃い塩水であれば浮きますが、通常の海水比重は１・０２５ほどなので底に沈みます。しかし嵐などで海が荒れると、海底の砂と一緒に琥珀も巻き上げられて、岸に漂着するのです。その結果、アラブやヨーロッパでは、琥珀は陸地に生える樹木に由来するものではなく、「海の産物」だと考えられてきました。ギリシア神話やバルト海に伝わる伝説を見ると、琥珀がいかに海と関連づけられていたかがわかります（84～86ページ参照）。

ロシアでは、琥珀は「ヤンターリ」（「太陽の石」の意）と呼ばれています。これはラテン語の「黄色いもの」という意味に由来します。琥珀は熱が伝わりにくいため、寒い季節に触れても冷たさを感じることなく、常にその内側にぬくもりを保ちます。色味もさることながら、琥珀に触れた時の温かさも、太陽をイメージさせるのに一役買っているのかもしれません。

古代ギリシアでも、海に沈んだ夕日の精が海底で固まって、何かの拍子に浮き上がって海岸に打ち上げられたものが琥珀だと考えられていました。ギリシア語で琥珀は「エレクトロン」。石を摩擦すると、埃を引き付ける不思議な力がある（いわゆる静電気が生じる）ことに気づき、その力を「エレクトロン」と呼んだのです。これは後に英語の電気(electricity)の語源となっています。

ドイツ語で琥珀は「ベルンシュタイン」、ポーランド語では「ブルシュティン」。いずれも「燃える石」という意味です。琥珀はもともと樹脂でできているので、燃える特徴があります。熱を加えると、１５０℃ほどで軟らかくなり、２５０℃から３００℃になると、溶け出します。こうした性質を用いれば、琥珀の小片や粉末を加熱し、圧縮加工することで、思うままに成形できるようになります。ペンダント、ネックレスなどの装身具はもちろんのこと、時計や宝石箱などの工芸品、部屋の内装などに琥珀細工を施すことも可能であり、琥珀の利用シーンを広げるのに役立ってきました。

食べる琥珀がある!?

ここで、1999年に時間を戻しましょう。展示会で琥珀に興味をもった私は、すぐに現地に飛ぼうと思い立ち、10日後にはロシアに降り立っていました。

私が訪ねたのは、世界最大の琥珀の産地であるロシアのカリーニングラードです。ポーランドとリトアニアに挟まれた飛び地領で、バルト海に面しています。永久凍土のあるシベリアをはじめ、極寒の冬で知られるロシアにあって、夏はそれほど暑くなく、冬も極端に寒くないカリーニングラードは、他の都市と比べて断然過ごしやすく、療養に適した土地とされてきました。ロシア、ポーランド、バルト三国、北欧を中心に世界中から年間10万人が訪れる琥珀医療のサナトリウム（療養施設）もあると聞き、ぜひ見学したいと思いました。

まず、街中のドラッグストアに行ってみて驚いたのが、琥珀に関連した製品の多さでした。ロシアでは琥珀が古くから伝統医療として用いられており、琥珀パウダーや琥珀オイル、琥珀軟膏は、地域の家庭の救急箱には必ず入っている常備薬となっています。子どもの切り傷などには、琥珀パウダーをふりかけてすり込みます。止血の作用もあるようで、傷口も早く治るといわれています。ひと瓶が１６０円程度ですから、ごく身近な家庭薬なのです。やけどや虫刺され、肌トラブルの時にも、このパウダーを塗っておくと回復が早いと聞きます。琥珀が天然の消毒剤と呼ばれるゆえんです。

皮膚疾患に対して高い改善効果があるのであれば、肌にもいい成分であるはず。果たして、肌を滑らかにする効果がある琥珀入りの入浴剤やパック、ハンドクリーム、琥珀入りの歯磨き粉なども商品化されていました。病気の予防と休息のために、琥珀パウダーで全身をマッサージするというのも、琥珀の産地ならではの使い方です。

しかし、一番衝撃的だったのが、琥珀入りのサプリメントが市販されていたことです。

琥珀を健康補助食品として食べている？

しかも、それは最近始まった話ではなく、中世ヨーロッパの頃から、琥珀を小さく砕いて患部に当てるだけでなく、それを薬として飲む習慣があったというのです（Der Pathologe Vol.22（No.4）, 285-286, 2001）。臓器の働きをよくして、優れた疲労回復効果があるのだとか。

にわかに信じがたい思いでしたが、20世紀に入ると、こうした効果は科学的にも確認されています。琥珀に含まれる有効成分として、特に注目されているのが「琥珀酸」です。琥珀から見つかったので琥珀酸と呼ばれていますが、これは人体、野菜や果物、貝類などのなかにも自然に存在している有機化合物、カルボン酸の一種です。

琥珀酸はうまみ物質でもあり、現在では日本でもアメリカでも食品添加物として認められています。日本では練り物などの加工食品のほか、味噌や醤油などの調味料に食品添加物として用いられています。また、アルコール発酵の副産物として琥珀酸が生まれ、ワインやビールなどの醸造酒に風味をもたらします。さらに、医療品を飲みやすくする賦形剤《ふけいざい》としても使われています。

バルト海沿岸で採れる琥珀は、とりわけ琥珀酸を多く含んでいます。そのため昔から、外側から肌に塗って作用させるだけでなく、食べ物として摂取して体の内側から健康にすることが、生活の知恵として根付いてきたのでしょう。

この時、ロシアでは琥珀は宝飾品の枠を超えて、日常生活に溶け込んでいる身近な存在であることを、改めて実感しました。

充実した琥珀治療のためのサナトリウム

琥珀治療を積極的に取り入れたサナトリウムの訪問も、私にとって忘れがたい経験となりました。

サナトリウムとは、ラテン語の「sanus」（「健康な」の意）と「orium」（「場所」の意）を合成した言葉です。もともと結核治療のために、海辺や高原、山間など自然豊かで空気のよい環境で長期滞在するための療養施設を指していました。

現在では、結核に限らず、内科や外科疾患、精神疾患のケア、各種リハビリテーションなどを行い、ゆったりと過ごして心身を癒すための総合療養施設となっています。長期の病気療養だけでなく、年に1回、１週間ほど滞在して健康診断を受けて、心身のメンテナンスをする目的でもよく利用されています。

私が訪れたのは、カリーニングラード州にあるスヴェトロゴルスク市の療養所です。目の前にバルト海が広がり、海水浴のリゾートとしても知られる場所で、施設の名前もそのものズバリ「琥珀海岸」。１９８０年にできた当初はペンションだったそうですが、その後、治療施設が拡充され、サナトリウムへと発展していきます。

　現地でまず圧倒されるのが、敷地面積の広さです。約９万３０００平方メートル、東京ドーム２つ分ほどになります。治療施設と複数の宿泊施設があり、ミネラルウォーターを使用したプールやサウナ、美容室、図書室、音楽鑑賞ホールなども揃っています。療養所だといわれて、どこかで病院のようなイメージがあったのですが、まるでリゾートホテルと周囲の町がそのまま施設内に収まったような感じです。ここなら、楽しみながら、ゆったりと快適に過ごせることは間違いありません。

　サナトリウム琥珀海岸には、循環器科、神経科、呼吸器科、婦人科などの幅広い分野の医師や看護師が１５０人常駐しています。１カ月に訪れる患者は約８０００人で、最新機器を駆使した新しい治療法、養分をたっぷり含んだ良質の泥のパックを使った治療法など、多様な治療を受けることができます。しかし何といっても最大の特徴は、琥珀を用いたユニークな治療法でした。

民間療法として琥珀の力は実証されていた

琥珀を用いた治療は古くから行われ、3～4世紀に書かれた中国医学書『名医別録』には「琥珀には精神安定効果がある」との記載があります（『中薬大辞典』上海科学技術出版社・小学館編）。

ここから推察すると、琥珀には、自律神経を整えたりするような作用があることは、昔から経験的に知られていたようです。

P・T・ゴンチャロフ博士は、琥珀の帯電性に着目し、琥珀のディスクを皮膚のマッサージに使う電子治療法を開発しました。治療は非常に簡単で、腰に痛みがある患者に対して、医者は左手を患者の腹の下に当て、右手で琥珀ディスクをもって、円を描きながら患部をマッサージします。電気の刺激で筋肉がほぐれ、血流が促進されることで、痛みの感覚が薄れるのです。

肩こりや関節痛に悩む人に対しては、琥珀のかけらを袋に詰めたショルダーウォーマーや膝あてを患部に当てます。すると、患者の体温を受けて自然に温まり、琥珀自体も放熱して温まる作用が期待できます。

特別な機械を用いた専門的な高度治療というよりも、日常的に簡単かつ安全に取り入れられる健康法であるところに親しみを感じました。

ロシアにおける琥珀研究の第一人者で、ロシア連邦カリーニングラード州学術アカデミーのマシュコフ・N・ニコライ医学博士も、琥珀の魅力のとりこになった一人です。以前、海軍医を務めていた時に、足を怪我した兵隊にどんな治療を施しても完治しなかったため、いろいろな方法を探しているなかで、昔の文献から琥珀治療について知ったそうです。そこで試してみると、わずか半年で怪我が治ったことで、本格的に琥珀治療を研究し始めました。

効果的な治療法としてマシュコフ博士が開発

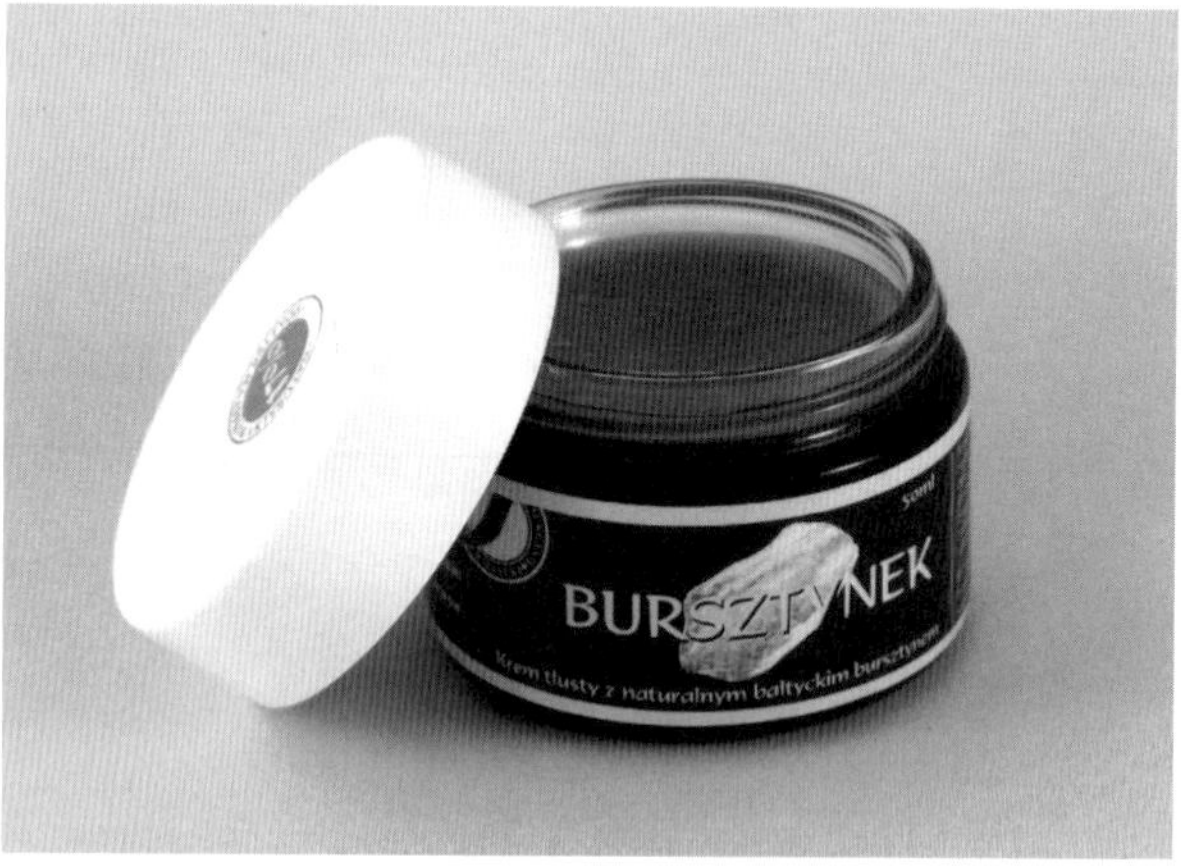

マシュコフ博士の治療に使われる琥珀オイル配合の軟膏（出典・「琥珀セラピー」琥珀総合研究所 琥珀肌HP）。

したのが、琥珀を粉砕して作ったパウダー「太陽の石」。この琥珀パウダーを練り込んだ軟膏を塗布したり、パウダーを振りかけてマッサージしたりすることで、体の皮脂腺や汗腺から琥珀酸を浸透させ、よりダイレクトに細胞に新陳代謝を促します。実際に、呼吸器、耳鼻咽喉、皮膚、血液循環などの不調に対して回復効果が報告されていますが、特に皮膚疾患には高い効果が報告されています。

マシュコフ博士は琥珀オイルを配合した軟膏も治療に使います。琥珀が発する香りは血液循環を良くするほか、気道や肺における炎症を抑えたり、微生物を殺菌したりする作用もあり、アロマテラピーの効果も期待できるからです。

心にも作用する琥珀のエネルギー

サナトリウム琥珀海岸の施設のなかでも、特に目を奪われたのが、琥珀治療室でした。地元の琥珀採掘企業の全面的な協力を受けて、大量の琥珀を贅沢に使った治療設備がいくつも設置されていたのです。

たとえば、床に小さな琥珀の原石を敷き詰めて、その上を自由に歩ける「琥珀の道」。1日15分ほどここで琥珀を踏みしめて歩き、足裏を刺激するのです。そのうえで、マッサージなどで皮膚に琥珀酸を取り入れる施術を組み合わせていました。

聞いてみると、琥珀には病気や不調のもととなる負のエネルギーを吸収する作用があるので、皮膚を琥珀に接触させることで、体内のエネルギープロセスを正常化する働きが見込めるのだとか。琥珀の道の効果を自宅や自分の部屋で簡単に再現できるように、小型の琥珀マットも販売されていました。

「琥珀キャビネット」という空間は、たくさんの琥珀の小片を施したコルク樫のパネルで左右と背面の三方向が囲まれています。なかに入ると、マイナスイオンを大量に浴びることができ、1～2時間過ごすと、気持ちが落ち着き、リラックスできるそうです。外科手術を控えた患者が術前の不安を軽減するのに役立つだけでなく、術後の回復が早まるといいます。物理的に摂取するだけでなく、精神面にもよい作用を及ぼすというのは、とても興味深いことだと思いました。

琥珀をはめ込んだパネルをピラミッド型に組み立てた「琥珀ピラミッド」もひときわ目を引きました。私も実際に入ってみたのですが、薄暗く温かい空間で、確かに何か不思議なエネルギーに癒されるのを感じました。

四つの三角形が頂点で重なり合う形状のピラミッドは、今なお解明されていない謎に満ちています。宇宙のエネルギーを集中的に集める形状だという説もあります。ピラミッドの不思議なエネルギーを最初に指摘したのは、フランス人の研究者、アントワーヌ・ボビーです。１９３０年に、エジプトのクフ王のピラミッドを見学した時、ピラミッド内に残された小動物の死骸が腐敗することなくミイラ化していることに気づいたのです。そこで帰国後に再現実験をしたところ、ピラミッド内では果物の腐敗が進まず、乾燥したと報告しています。

ベニア板でつくったピラミッドに剃刀を入れておくと切れ味が長持ちする、ピラミッド型の容器に植物の種子を入れておくと早く成長する、ピラミッド内に保存したコーヒーは苦みが減ってまろやかな味になる、果物が甘くなるなど、世界各地でピラミッドのエネルギーについてさまざまな研究報告がなされています。

なぜこんなことが起こるのか。科学的に解明されていない部分も多く、疑問視されているのも事実ですが、少なくとも、ピラミッド内の空気はイオンのバランスが異なり、高い濃度でマイナスイオンが存在することは確認されています。それが病気の治療効果に関係していることは大いに考えられます。そこに琥珀のエネルギーが加われば、相乗効果が期待できそうです。

琥珀治療室で治療を受けた患者の声を聞くと、火傷や切り傷が非常に早く治癒した、薬を用いなくても精神疾患が改善した、切除するはずだった乳腺のしこりが縮小したなど、通常の医学や科学では説明のつかないことが起こっているようです。

そうした謎めいた部分も含めて、琥珀はなんと面白い素材だろうか。琥珀治療を行う医師の話を聞いたり、サナトリウムで療養に取り組む人々を実際にこの目で見学したり、治療室で琥珀のぬくもりや不思議な力を自ら体感するなかで、琥珀をもっと知りたい、ぜひサロンなどで使ってみたいと思いました。

サナトリウム琥珀海岸の院長と話していると、琥珀を使った化粧品を開発している企業は世界中にまだ一つもないことがわかりました。「体の治癒力を高める琥珀なら美容にも応用できるのではないか」という希望が芽生えました。

治療に使うものを美容へという発想は、普通に考えると、論理の飛躍に思えるかもしれません。ですが、私にとってはそんなに突飛なことではありませんでした。自分には「世界にないものをつくろう。我々にしかできないものをつくろう」という哲学がありました。

これが私の原点ですから、琥珀は出会うべくして出会ったといっても過言ではないのです。

琥珀のエネルギーを実感できる女帝エカテリーナ二世の「琥珀の間」

日本に帰国する前に、観光も兼ねて立ち寄ったのが、サンクトペテルブルクの中心地から30キロほど離れたプーシキンにあるエカテリーナ宮殿の「琥珀の間」です。琥珀工芸の美しさに息を呑むとともに、その癒しのエネルギーを実感することになりました。

見上げるほどの天井の下に広がる１００平方メートルの部屋は、まさに琥珀尽くし。壁は金箔地の上に、色とりどりの琥珀が惜しげもなくびっしりとはめ込まれ、色彩豊かな花環や文字などの文様も見事です。机、シャンデリア、壁面照明のシェード、置時計、貴重品用手箱、チェス盤と駒などにも繊細な琥珀細工が施されています。本当に豪華絢爛で、琥珀芸術の最高峰と呼ぶにふさわしい荘厳さだと感じました。

中世ヨーロッパでは、琥珀は幸福を引き寄せたり、病気や厄災を遠ざけたりするお守りのパワーストーンとして珍重されてきました。たとえば、地中海沿岸の国では、琥珀のネックレスを着けると、のどの病気を防ぐとされていましたし（Pathole VoL.22 (No.4), 285-286, 2001)、身分の高い貴族の間で、安産祈願や厄除けとして琥珀の装飾品を身に着けることが大流行しました。琥珀そのものの美しさもさることながら、身に着けることで血行が促進されて代謝がよくなり、肌ツヤがよくなるという効果もあったのかもしれません。

琥珀のアクセサリーや工芸品は贈答品としても好まれました。王侯貴族はそれぞれの城にお抱え琥珀職人を擁して、手の込んだ琥珀製品をつくらせました。当時、ヴェルサイユ宮殿に代表されるように、絢爛豪華な建築や美術工芸品は権勢や国威を示す重要なツールでした。さらに、神秘の力を秘めた琥珀をプレゼントすることには、「幸せを贈る」という意味合いも込められていたのです。イギリスでは、現在でも結婚10年目の節目を「琥珀婚」と呼び、夫から妻へ琥珀を贈ることが習慣になっています。

ところで、エカテリーナ宮殿の「琥珀の間」は当初、公的な謁見の場として使われていましたが、次第にごく親しい人たちを招き入れる、プライベートな空間として活用するようになったそうです。これだけたくさんの美しい琥珀に囲まれれば、自然と体が温まり、心身もリラックスできたのでしょう。ロシアという大国の君主として政務をとるかたわら、琥珀の間で癒しの時間をもつことで、心身の健康を保っていたのかもしれません。

聡明さと美貌をあわせ持っていたエカテリーナ二世は恋多き女性で、晩年になっても若い恋人が多くいたそうです。琥珀の間には、琥珀製のパウダーケース、香水瓶、美顔ローラーなどもあり、美容にも琥珀の力を最大限に取り入れたようです。

琥珀と健康、琥珀と美容という組み合わせは、私のなかでしっかりと関連づけられ、強固な確信へと変わりました。

「琥珀の間」も一夜にしてならず

余談になりますが、エカテリーナ二世が愛した琥珀の間は、第二次世界大戦後に焼失しました。爆撃によって建物は損傷を受け、琥珀を含めた財宝はナチスドイツ軍によって運び出され、消息不明となってしまったのです。これは現在に至るまで見つかっていません。

1979年に、ロシア（当時はソビエト連邦）は国家プロジェクトとして、琥珀の間の復元を決定しました。総重量６トン、数にすると10万個にも及ぶ琥珀を用いて復元作業に取り組みました。そして２００３年に、サンクトペテルブルクの建都３００周年のお祝いに合わせて、各国の要人を招いてお披露目。その後は広く一般に公開されるようになりました。

これまでにご紹介した通り、琥珀は５０００万年以上もの年月をかけて、奇跡的によい条件が整って生み出されたものです。そのせいか、琥珀の間の建築にはかなり時間がかかっています。直近の復元にしても、着工から完成までに20年以上もかかりましたし、そもそも最初の琥珀の間が完成するまでに、かなりの紆余曲折を経ているのです。

最初に部屋の内装に琥珀を使おうと提案したのは、プロシア（現ドイツ）の国王フリードリヒ一世につかえていた建築家のアンドレアス・シュルターです。１６９９年に、ベルリンの大宮殿の改修に当たった時に、国王が所有する琥珀コレクションを装飾用資材として使おうと思いついたのです。多くの建築家や琥珀工芸家が琥珀の間をつくるために登用されましたが、結局、フリードリヒ一世は完成を見ぬまま、死去しました。

その跡を継いで国王となったフリードリヒ・ヴィルヘルム一世は、こうした豪華な部屋をもつことに関心がなかったようで、建設作業は中止となります。琥珀のパーツは木箱に入れてベルリンの保管庫にしまい込まれることに。

　プロシアの国王が膨大な量の琥珀を保有しているとの噂を聞きつけたのが、初代ロシア皇帝のピョートル一世です。この皇帝は芸術をこよなく愛し、美術工芸品にも高い関心をもっていました。フリードリヒ・ヴィルヘルム一世は、１７１６年に外交関係を円滑にするため、琥珀を収蔵した18個もの木箱をピョートル一世に贈呈しました。サンクトペテルブルク近郊にこれをもち帰ったピョートル一世はさっそく琥珀の間の復元作業にとりかかります。ところが、その存命中にはやはり琥珀の間は完成を見ることはありませんでした。

　その後、作業を引き継いだのが娘のエリザベータです。エリザベータは皇位に就いてから建て替えた冬宮（現エルミタージュ美術館）のインテリアに琥珀装飾を使おうと考えたのです。

　エリザベータの死後、琥珀にさらに情熱を注いだのが、女帝エカテリーナ二世です。エカテリーナ二世はロシアの国土をウクライナやポートランド方面にまで拡大し、絶大な権力と財力をもっていました。世界各地から名だたる芸術品、宝石、貴金属、工芸品を収集し、イギリスの大英博物館、フランスのルーブル美術館と並んで、世界三大美術館といわれるエルミタージュ美術館の基礎を築きました。

エカテリーナ二世は、夏の別荘として使われていた夏宮（現エカテリーナ宮殿）に、琥珀の間を移設します。卓越した技術をもつ琥珀職人を招集し、バルト海沿岸から集めてきた最高級の琥珀をふんだんに使って、これまで誰も見たことのないような、豪華絢爛な空間へと磨き上げていきました。そして、１７７０年についに完成。壁を埋め尽くし、装飾品にも惜しげもなく琥珀が使われている部屋に招き入れられた人々はみな、その見事な様子に、言葉を失ったそうです。

このような歴史をたどった琥珀の間の琥珀などは、前述のように第二次世界大戦の際にナチスドイツによってカリーニングラードに運ばれ、一時は展示されていたものの、空爆によって以後消息不明となってしまったのです。

現在、復元された琥珀の間は、世界中から多くの観光客が訪れる観光スポットとなっています。琥珀が放つ圧倒的な美しさと癒しの力を満喫したい方には、一見の価値がある場所といえます。

琥珀を世界で初めて化粧品に使おう！

ロシアのカリーニングラードの視察旅行から帰った私は、琥珀を使った化粧品開発にさっそく乗り出すことにしました。

ロシアに行ってみて不思議だったのは、医療の現場で琥珀治療が積極的に取り入れられ、サプリメントや日用品として幅広く琥珀関連製品が利用されていたにもかかわらず、１９９９年当時、琥珀を使った化粧品が店頭で見当たらなかったことです。サナトリウムの医師にも聞いてみたのですが、そういうものはないといわれました。

意外な感じもしましたが、よく考えてみれば、それもそのはず。琥珀は地層や海底などから採掘し、宝石としても扱われるような希少な素材です。望んだ品質で望んだ量だけ、安価に入手できるわけではありません。

また、昔から琥珀を粉末状にして利用していたとはいえ、それをごく細かい粒子に粉砕する技術は比較的最近、開発されたものです。粒子が粗いとザラザラのテクスチャーになってしまい、化粧品としては使えません。

そのうえ、日本で市販する化粧品には、材料に使用できる成分や安全性について厳しい規制が設けられています。天然素材である琥珀には、1万種類もの成分が含まれていますが、それを一つひとつ解析し、安全性を確認するとなれば、膨大な時間とコストがかかります。たとえ経験的に琥珀がよいものだとわかっていても、化粧品には利用しにくかったのでしょう。

思い起こせば、美容家の祖母、山野愛子はドイツでクレー（泥）という素材に出会い、そこに計り知れない可能性を感じ、肌の余分な汚れやくすみを取り去り、肌がもつ本来の力を取り戻すことを目的とした日本初の美容法をつくり上げました。そのブランドを引き継ぎ、さらに発展させていく立場にある私は偶然にも、琥珀という何とも魅力的な素材に出会ったのです。琥珀を知れば知るほど、「美肌は、何よりも健康からつくられる」「人の肌も自然の一部。自然由来の成分で肌の力を引き出したい」という私たちが大切にしてきた美容の考え方にも合致する素材に思えてなりません。

もちろん、多額の投資をして、研究や商品開発に着手しても、成功するかどうかはまったくわかりません。それでも、世界中の人の心身を癒してきた琥珀の力を信じて挑戦したい。それは自分にしかできないことだ。そう思って、世界で初めて琥珀の化粧品開発を追求していこうと決意しました。

理化学研究所との共同研究も始め、ついに２００６年に琥珀エキスによる皮膚ターンオーバー促進効果、２００７年にはヒアルロン酸産生促進効果で特許を出願しました。地道な研究を重ねていくうちに、美容だけではなく現代人が抱える健康問題にも寄与できるのではないか、これからの時代、美と健康は一体であり、切り離せないものではないかと考えるようになりました。そこで、健康分野の研究を始め、20年目にしてその成果を発表できるようになりました。まず、この最新の研究からわかりつつある健康分野の琥珀の効果についてご紹介しましょう。

琥珀にまつわる伝説1

～家族が流した涙の結晶

古代のヨーロッパでは、琥珀は金《きん》と同じくらい価値のあるものとして扱われてきました。海を漂って岸に流れ着くため、海にまつわる伝説が多いのも特徴です。古代ギリシア神話のなかにも、琥珀が登場します。

太陽神のヘリオス（アポロン）は黄金の馬車に乗って天空を駆け巡ることで知られていました。東の空から朝日となって走り出し、夕方には西の空へ駆け抜けていく様子を見て、うらやましく思った息子のフェアトン（パエトン）は、一度でいいから馬車を貸してほしいとせがみます。四頭の馬を御すことは難しく、誰にでもできることではありません。ヘリオスとしては、息子の願いをかなえてあげたいのはやまやまでしたが、息子の力では無理だろうと思い断ります。しかし、フェアトンは懇願し続け、根負けしたヘリオスは、条件付きで一度だけ貸すことにしました。

手綱をきつく持って放してはいけない。定められた道を外れてはいけない、というのが、条件です。

フェアトンは喜んで馬車に乗ると、さっそく馬に鞭を入れました。すると、馬はものすごい勢いで走り出し、フェアトンが手綱を引いてもいうことを聞きません。暴走を食い止められず、フェアトンは思わず手綱を放してしまいます。

自由になった馬たちはさらにスピードを上げて、好き勝手に暴走していきます。道を外れて大地に近づき、馬車の炎が森林や野原を焼き尽くし、海も干上がりました。神々もこれには困り果ててしまいます。

そこで最高神のゼウスが、フェアトンの馬車に向かって稲妻を放ちました。直撃を受けた馬車はエリダン川に真っ逆さまに落ちてしまいました。

フェアトンの母親のクリメナは長い間、愛する息子を探しました。フェアトンの姉妹たちと一緒に、エリダン川のそばで墓標を見つけますが、遺体は見つかりませんでした。母や姉妹は悲しみ、泣き続けます。その涙が川から海へと流れ、冷たい水のなかで固まり、琥珀となりました。

琥珀にまつわる伝説2

〜女神ユラテの涙

もう一つ、リトアニアに伝わる伝説を紹介します。

人魚の女神ユラテは、バルト海の深い海底にある、琥珀でできた美しい城に住んでいました。バルト海のほとりの村に住む、美しい青年のカスチチスは、ユラテが支配する海域に網を投げ入れて魚を獲り始めました。ユラテはやめさせようと試みるのですが、カスチチスの美しい歌声に聞きほれます。恋に落ちたユラテは、カスチチスを琥珀の城に招き、贅沢なごちそうでもてなし、楽しい時間を過ごします。

しかし、それを知ったユラテの父の雷神が激怒します。不死の神が死ぬべき運命にある人間に恋することは禁じられていたのです。雷神の放った雷はユラテの城を打ち砕き、カスチチスの命を奪いました。ユラテは廃墟となった城跡に鎖で縛り付けられました。

ユラテは恋人の死をなげき、深い海の底で悲しみの涙を流し続けます。その涙は琥珀でできていました。

こうして海が荒れると、ユラテの涙は琥珀の城のかけらと一緒に海底から巻き上がり、岸辺に流れ着くようになりました。

Part 2

琥珀の
新しい力で
若々しく、
そして
健康長寿に

常備薬として健康維持に使われてきた琥珀

最初に、カリーニングラードを含むバルト海沿岸地域において、琥珀が古くから民間療法の一つとして親しまれていたことを紹介しておきましょう。

パート1でもお話ししましたが、風邪をひいたら琥珀パウダー、お酒を飲みすぎたら琥珀パウダーというように、バルト海沿岸地域ではどの家庭も常備薬として琥珀を使っていました。同様に、琥珀をウォッカに漬けて数カ月おいたものも風邪薬や体調不良のときに活用されています。透明のウォッカが少し黄みがかった色になり、なんとも神秘的な薬酒に変化します。

こうした使い方は非常に古くから行われており、なんと16世紀、ヨーロッパで宗教改革の嵐が吹き荒れていたとき、カリーニングラードを統治していたドイツの貴族であったアルベルト侯爵が難病にかかり、明日をも知れないというときに、琥珀を削って粉にし、これを飲んで病から復帰したという話が残っています。余談ですが、それが真っ白い琥珀であったことから、白い琥珀は今でもキング・オブ・アンバーと呼ばれています。

この話からもわかるように、琥珀は16世紀にはすでに病気に対して何らかの効果を得られるもの、あるいは期待できるものとして使われていたのです。

時代が進んで19世紀に入っても、バルト海沿岸地域では琥珀の力が信じられており、甲状腺疾患の一種であるバセドウ病にかかったら琥珀のネックレスを巻くことが当たり前のように行われていました。琥珀はホルモンバランスを正常に保つと考えられていたのです。この地域では妊娠した女性に琥珀でできたネックレスをプレゼントするという習慣が残っているそうですが、これもホルモンバランスの正常化が経験的にわかっていたために生まれたものなのかもしれません。

さらにもう一つ、１９８６年に旧ソ連、現在のウクライナ・キエフ州のチェルノブイリで起きた原子力発電所事故のあと、甲状腺の疾患に苦しめられる人に対して、ネックレス状の琥珀を首に巻くことで、その進行を抑えることができたという論文が発表されたとも聞いています。

琥珀の健康に対する力は、まさに未知のものではありますが、大きな可能性を秘めたものであることも事実です。琥珀の研究を重ねて十数年ほどたち、美容に関する研究で一定の成果を得たとき、私たちはいよいよ本格的に健康に関する分野に進もうと考えました。

琥珀に特化した研究開発型ベンチャー 琥珀バイオテクノロジー社を設立

私たちはがんなどの難病の治療薬をつくるのは難しくても、自分の健康を自分で守るセルフメディケーションに役立つ独創的な商品をつくれないだろうかと思い、健康関連の研究を一緒にしてくれるパートナーを探し始めました。そして２０１５年、筑波大学生命環境系の坂本和一先生と共同研究をすることになりました。

さらに２０１７年、私たちは筑波大学発ベンチャーである琥珀バイオテクノロジー株式会社を立ち上げることになりました。社名はアジア最大のＰＲ会社、株式会社ベクトルの創業者である西江肇司会長が、琥珀に興味を持って名付けて下さいました。これにより、琥珀に含まれている約1万種類もの成分を解明し、未知なる可能性を広げることで、私たちの企業理念である「琥珀を通して人を幸せにする」ことに一歩近づいたといえます。私たちにとって、大学内で最先端の研究をするメリットは非常に大きかったのです。坂本先生が一緒に研究に取り組んでくださっていたことが功を奏し、最終的に法人登記にこぎつける

郵　便　は　が　き

料金受取人払郵便

代々木局承認

1938

差出有効期間
2022年10月4日
まで

1 5 1 8 7 9 0

203

東京都渋谷区千駄ヶ谷 4 - 9 - 7

（株）幻 冬 舎

書籍編集部宛

1518790203

ご住所　〒

都・道
府・県

フリガナ

お名前

メール

インターネットでも回答を受け付けております
https://www.gentosha.co.jp/e/

裏面のご感想を広告等、書籍の PR に使わせていただく場合がございます。

幻冬舎より、著者に関する新しいお知らせ・小社および関連会社、広告主からのご案内を送付することがあります。不要の場合は右の欄にレ印をご記入ください。

不要 □

本書をお買い上げいただき、誠にありがとうございました。
質問にお答えいただけたら幸いです。

◎ご購入いただいた本のタイトルをご記入ください。

『　　　　　　　　　　　　　　　　　　　　　　　　　』

★著者へのメッセージ、または本書のご感想をお書きください。

●本書をお求めになった動機は？

①著者が好きだから　②タイトルにひかれて　③テーマにひかれて
④カバーにひかれて　⑤帯のコピーにひかれて　⑥新聞で見て
⑦インターネットで知って　⑧売れてるから／話題だから
⑨役に立ちそうだから

生年月日	西暦　　　年　　月　　日（　　歳）男・女			
ご職業	①学生	②教員・研究職	③公務員	④農林漁業
	⑤専門・技術職	⑥自由業	⑦自営業	⑧会社役員
	⑨会社員	⑩専業主夫・主婦	⑪パート・アルバイト	
	⑫無職	⑬その他（　　　　　　）		

このハガキは差出有効期間を過ぎても料金受取人払でお送りいただけます。

ご記入いただきました個人情報については、許可なく他の目的で使用することはありません。ご協力ありがとうございました。

ことができました。私たちの後、ベンチャーを立ち上げる動きは活発になったと聞きます。
こうした経緯により、琥珀バイオテクノロジーの本社所在地は筑波大学となり、先生の指導を受けながら、学生６人、わが社の研究者５人というチームで、「琥珀の力を活用した健康食品、特定機能性食品」など、琥珀に特化した研究を進めています。研究成果は、新規機能性素材として製品へ活用し、素材そのもののライセンス事業化も行っていく予定です。

実は、１９９９年のロシアへの視察後しばらくしてから、私は琥珀の可能性について独自に研究を始め、２００４年からは理化学研究所と共同研究（委託研究契約）を開始しました。この研究についてはパート３で詳しくお話ししますが、現在に至るまで20年以上の年月を費やしており、地道に続けてきた琥珀研究の成果については学会報告などで情報発信をしてきました。しかし、これまでは特に、マスメディアでの大々的な宣伝活動は行ってきませんでした。ところが最近、大手飲食品メーカーや薬品メーカーが琥珀に秘められた健康増進効果に関心を示すようになり、私たちの会社の琥珀エキス入り製品を取り扱いたい、原材料となる琥珀エキスを提供してほしいなど、引き合いがくるようになっています。素材のライセンス化事業によって、琥珀の力を広く活用する時代も近くなってきたようです。

とはいえ、冒頭で述べたように、有効成分に関するエビデンスを明確にしたうえで、確かな高品質の製品や素材を提供したいと考えています。そのためにも、培養細胞レベルの実験で終わらせるのではなく、琥珀の基礎研究をさらにパワーアップさせなければなりません。筑波大学での研究は、まさにその点において重要な過程なのです。

血圧を正常に保つ働きを発見

生活習慣病は、偏った食事や運動不足、飲酒、喫煙、ストレス過多など、健康的ではない生活が引き起こす病気の総称で、高血圧、脂質異常症、糖尿病などがあります。気づかないうちに進行して、血管や心臓、脳などにじわじわとダメージを与えていきます。そして突然、心筋梗塞や脳卒中などの命に関わる病気を引き起こすことがあります。それだけに、毎日の健康管理が大きくものをいいます。

ところが、わが国では、「糖尿病が強く疑われる者」が1000万人、「糖尿病の可能性を否定できない者」も１０００万人と推計されています（「平成28年国民健康・栄養調査結果の概要」より）。脂質異常症や高血圧の人もかなりの数にのぼると思われます。

こうした状況の改善が望まれるなか、琥珀健寿エキスＫ型（琥珀エキス、γアミノ酪酸、ブルーベリー葉エキスを配合）には、血圧を正常に保つ効果があることが、２０１８年に発見されたのです（本発明はヤマノによるもの）。

血圧は自律神経によって調節されます。自律神経は、交感神経と副交感神経が必要に応じて入れ替わることでバランスが保たれています。外敵から襲われて身を守ろうとするときには交感神経が活発になり、戦うにせよ、逃げるにせよ、体を緊急事態に対処できる状態に調節します。一方、リラックスしたり睡眠をとったりする時には、副交感神経が優位になります。

精神的、物理的にストレスを感じると、交感神経が活発になります。すると、心拍数が増加し、心臓から送られる血液の量が多くなります。血液中で、アンギオテンシン変換酵素（ＡＣＥ）が活性化し、それによって発生する物質が血管を縮めようとするため、血圧が上昇してしまうのです。塩分の取りすぎ、過度の飲酒なども血圧上昇の原因になります。

琥珀健寿エキスＫ型はこのＡＣＥに作用し、血圧の上昇を抑える効果があることが明ら

図1　試験管内実験における琥珀健寿エキスK型の血圧上昇抑制効果

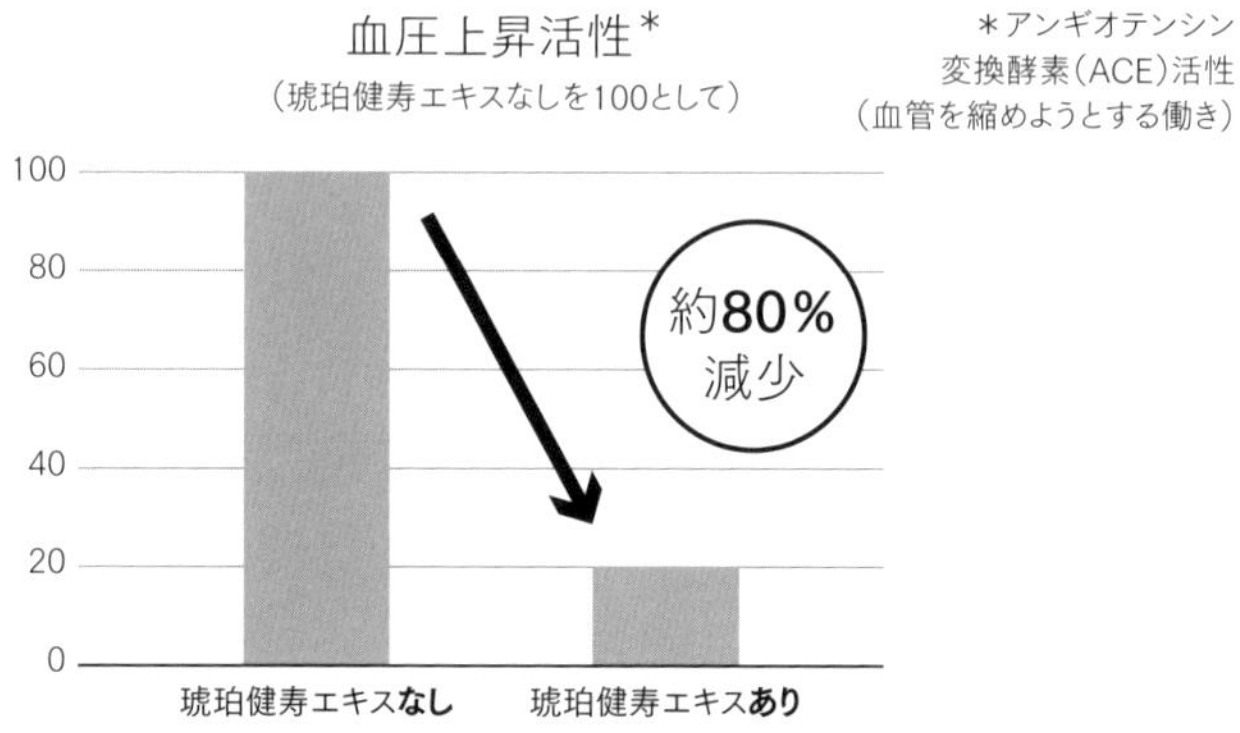

結果 琥珀健寿エキスK型に使用している琥珀エキスにはACE活性を抑制し、**血圧の上昇を抑える働き**があります。

図2　ヒトの琥珀健寿エキスK型服用前後の血圧

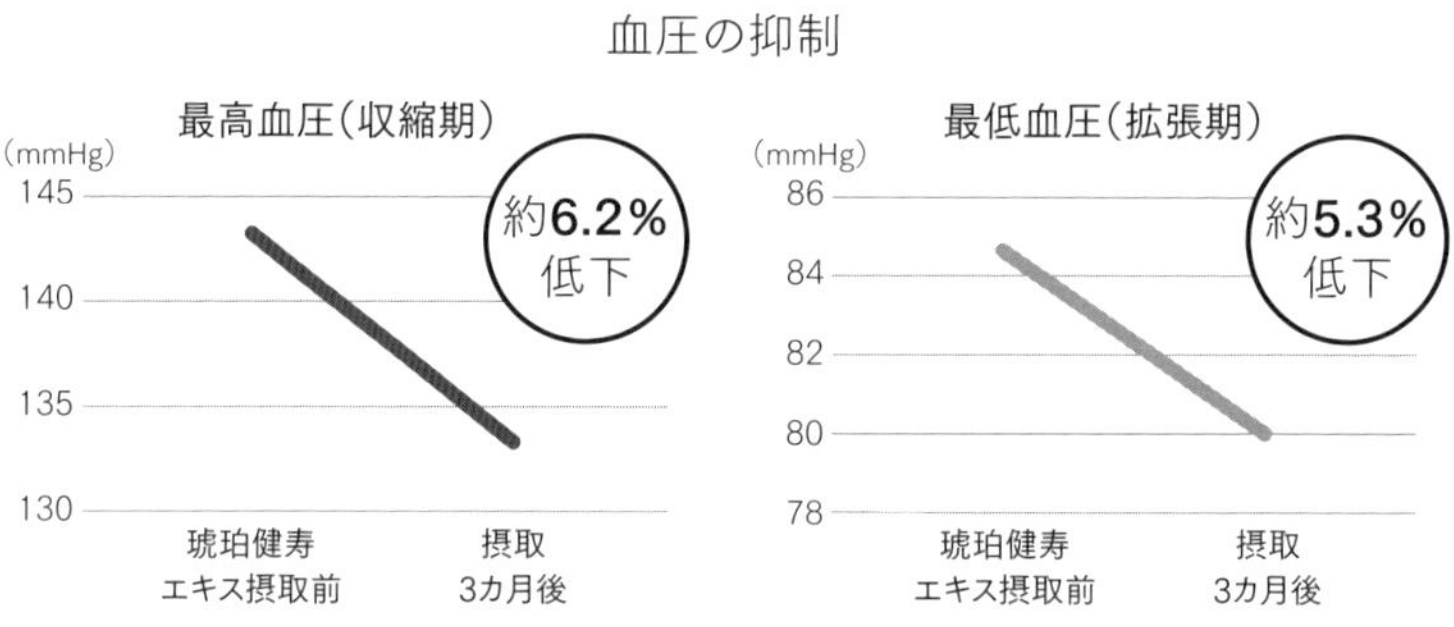

＊もともと血圧が低めの人が摂取しても、さらに血圧が低下することはありませんでした

結果 琥珀健寿エキスK型を3カ月摂取したところ、収縮期・拡張期ともに**血圧が低下**しました。

※当社社員を被験者としたオープン試験で著効例。
2018年10〜12月に医療法人社団鳳凰会 フェニックス メディカル クリニックで実施

かになりました。試験管内での実験によると、琥珀健寿エキスＫ型に含まれる琥珀エキスを加えた試験管内では、加えなかったほうの試験管と比較して、血管を縮めようとする働きを持つＡＣＥ活性が80％抑制されたのです（図１参照）。つまり、琥珀健寿エキスＫ型にはＡＣＥ活性を抑制し、血圧の上昇を抑える効果があるということです。

また人に３カ月、琥珀健寿エキスＫ型を服用してもらい、前後の血圧を比べたところ、心臓が収縮した時に血管にかかる最高血圧（収縮期血圧）が約６・２％低下したほか、全身を巡った血液が心臓に戻って心臓が拡張した時の最低血圧（拡張期血圧）でも約５・３％低下しました（図２参照）。しかも、血圧が低めの人が摂取しても、さらなる血圧の低下は認められませんでした。

糖質の吸収を抑制して、糖尿病へアプローチ

健康維持に役立つ可能性があるのは、琥珀健寿エキスＫ型だけではありません。

琥珀健寿エキスＴ型（琥珀エキス、難消化性デキストリン、桑の葉エキスを配合）には、

糖の分解と吸収を抑えるという2つの効果が見つかりました（本発明はヤマノによるもの）。

　食事を通じて摂取された炭水化物は、体内で消化されてブドウ糖に分解され、血液中に入っていきます。この血液中に入ったブドウ糖濃度が血糖値と呼ばれるものです。通常、人の体ではインスリンというホルモンが分泌され、血糖値の濃度を調整します。ところが、炭水化物のとりすぎ、甘いものの食べすぎ、お酒の飲みすぎなど偏った食生活をしていると、ホルモンの分泌が追いつかなくなり、高血糖と呼ばれる状態になってしまいます。

　本来、炭水化物は消化酵素によって分解されて単糖（グルコース。ブドウ糖のこと）になるのですが、琥珀健寿エキスT型を与えると消化酵素を必要以上につくらなくなるため、小腸に吸収される単糖の量が減少します。さらに、消化酵素で分解された単糖は、小腸の壁を覆っている微絨毛《びじゅうもう》というヒラヒラとした部分でグルコース輸送体といわれる物質と結びついて細胞のなかに入っていきます。ところが、琥珀健寿エキスT型を与えると、グルコース輸送体に単糖が結びつかなくなります。そのため、小腸の壁を通過しにくくなるのです（図3参照）。

　細胞実験で、腸の細胞に琥珀健寿エキスT型に含まれる琥珀エキスを与えた場合と与えない場合を比較したとき、与えた場合は細胞における糖分解酵素の量が約60％減少、細胞におけるブドウ糖吸収量も約60％減りました（図4参照）。つまり、炭水化物がブドウ糖に分解される際に必要な消化酵素を必要以上につくらせない。また、ブドウ糖に分解されても小腸の壁を通過するのを防ぐというダブルの効果が働くと考えられます。その結果、血液中に入って体内に吸収されるブドウ糖の量が減少し、吸収されなかったブドウ糖は体外へ排泄されるのです。実際、人に琥珀健寿エキスT型を3カ月摂取してもらったところ、空腹時の血糖値が約6・0％減少することが確認されました（図5参照）。

　こうした新しい発見は私たちにとっ

図3　糖の吸収メカニズムと琥珀健寿エキスT型の働き

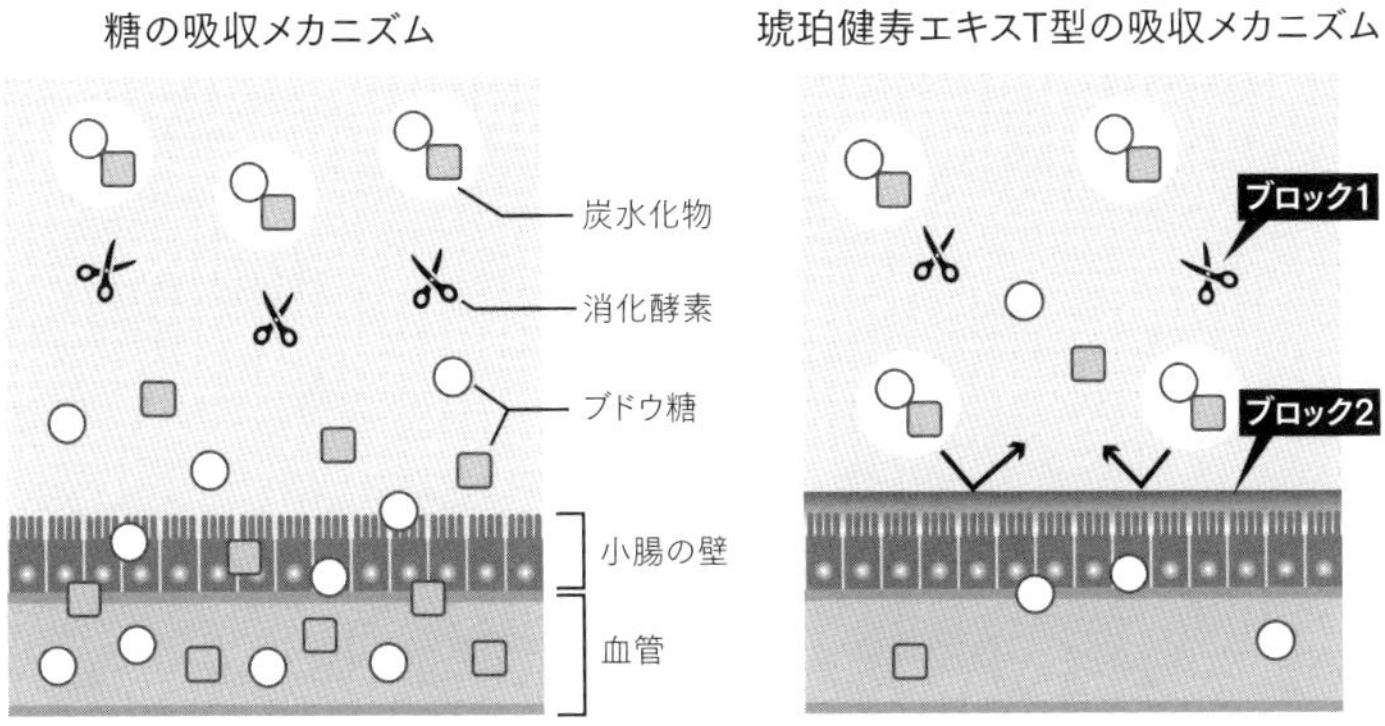

琥珀健寿エキスT型＊には、炭水化物がブドウ糖に分解される際に必要な**消化酵素を必要以上につくらせない効果（ブロック1）**があります。また**ブドウ糖に分解されても小腸の壁を通過するのを防ぐ効果（ブロック2）**があります。結果、血液中に入って体内に吸収されるブドウ糖の量が減少します。吸収されなかったブドウ糖は体外へ排泄されます。

＊琥珀健寿エキスT型の成分：琥珀エキス、難消化性デキストリン、桑の葉エキス（栄養機能表示成分　ビタミンB_1）

図4　細胞実験における琥珀健寿エキスT型のダブルブロック効果

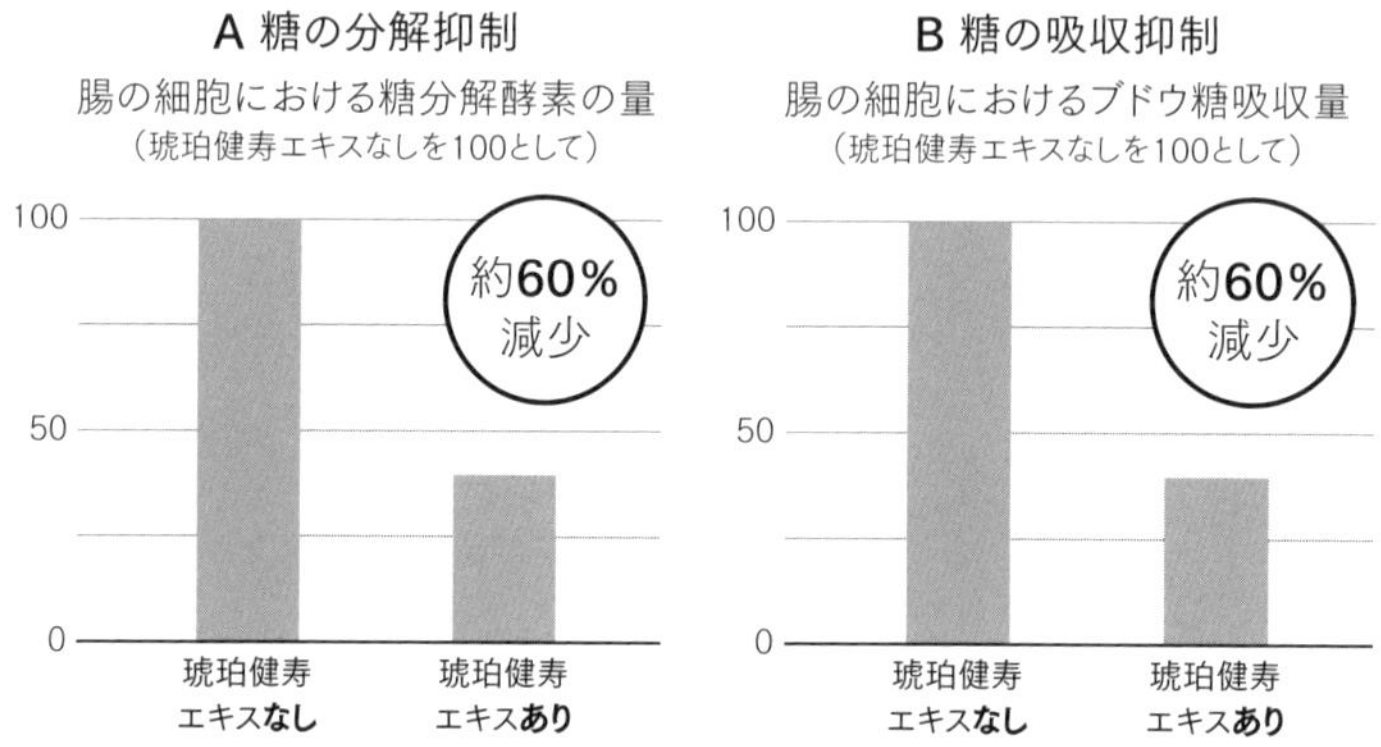

結果　琥珀健寿エキスT型に使用している琥珀エキスには
糖質の分解と吸収をダブルで抑える効果があります。

図5　ヒトの琥珀健寿エキスT型服用前後の空腹時血糖

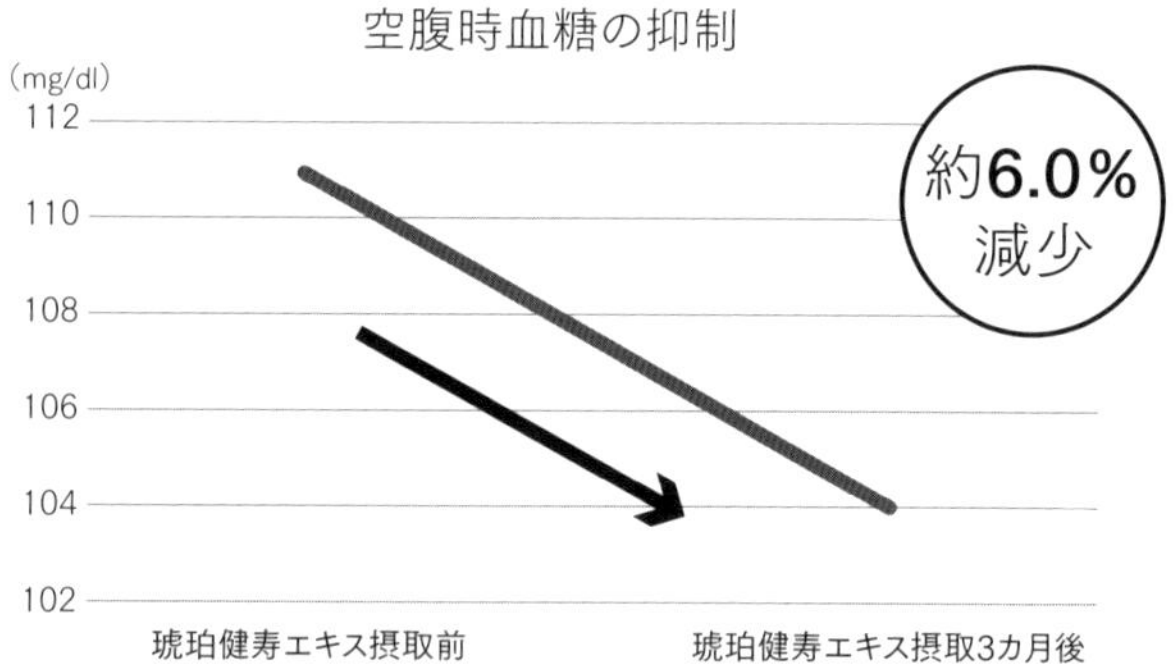

結果　琥珀健寿エキスT型を3カ月摂取したところ、
空腹時の血糖値が減少しました。

※当社社員を被験者としたオープン試験で著効例。
2018年10〜12月に医療法人社団鳳凰会 フェニックス メディカル クリニックで実施

て大きな前進となりました。

筑波大学と生活習慣病予防の研究を進める

坂本先生の研究室では、植物、微生物、発酵食品などから、アンチエイジングや生活習慣病の予防改善に働く機能成分を探し出し、生理作用や作用機序の基礎研究を行っています。

特に興味深いのが、線虫を用いた研究です。線虫は体長1ミリほどの小さな微生物ですが、その遺伝子配列を分析すると、ヒトの遺伝子と共通する遺伝子を多く持ち、消化器系、生殖系、筋肉、神経系などの器官構造が揃っています。解析が比較的容易である、遺伝子操作がしやすい、寿命が約1カ月と短く、マウス（寿命は3年）で実験するよりも早く結果が得られるなどの理由で、線虫を活用するようになったと聞きます。

坂本先生との研究で琥珀エキスの可能性をもう一つ発見することができました。次に、その発見についてお話ししましょう。

脂肪の分解を促進、コレステロール値も改善

坂本先生の研究により、２０１８年には、琥珀エキスに脂肪燃焼効果があることが発見されたのです。

ヤマノではこれにツバキ種子エキス、インド生姜エキスを配合し、琥珀健寿エキスＳ型を開発しました。

内臓脂肪はしばしば目の敵にされますが、私たちが日常を過ごすために必要なエネルギーを蓄えるという重要な役割を担っています。ちなみに、脂肪には内臓脂肪と皮下脂肪がありますが、いずれも役割は同じです。ただし、内臓脂肪は腹腔内などにつきやすく、生活習慣病の原因の一つと位置づけられています。

この内臓脂肪は、エネルギーをあまり使わなかったり、エネルギー（糖質）を過剰に摂取したりすると増えていきます。つまり、運動不足や食べすぎによって、消費カロリーより摂取カロリーのほうが多くなると、過剰なエネルギーが内臓脂肪となってしまうのです。

内臓脂肪が増加すると、善玉コレステロールが減少し、悪玉コレステロールが増加する傾

向にあります。悪玉コレステロールは体にさまざまな悪影響を及ぼすため、病気になりやすい体になってしまいます。
　とかく悪者にされがちな脂肪細胞ですが、脂肪細胞に脂肪分解酵素が働きかけることで、脂肪細胞は細かく分解され、燃焼されてエネルギーになります。ところが、琥珀健寿エキスS型には脂肪の分解を促進する働きがあるため、より多くの脂肪を燃焼させることにつながることがわかりました（図6参照）。細胞実

図6　脂肪分解のメカニズムと琥珀健寿エキスS型の働き

体内脂肪が分解されるメカニズム

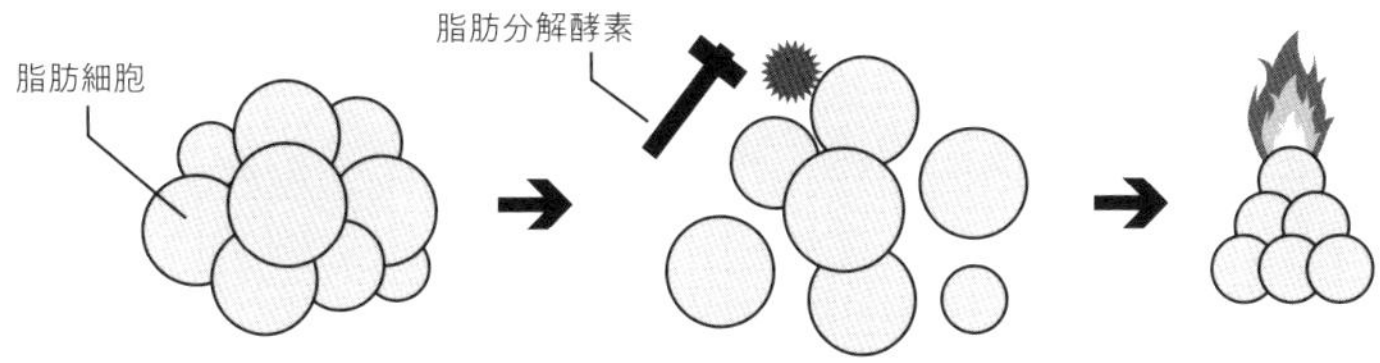

脂肪分解酵素により、体内に存在する脂肪は分解されています。分解された脂肪のかけらは、燃焼されエネルギーとして働きます。

琥珀健寿エキスS型の作用メカニズム

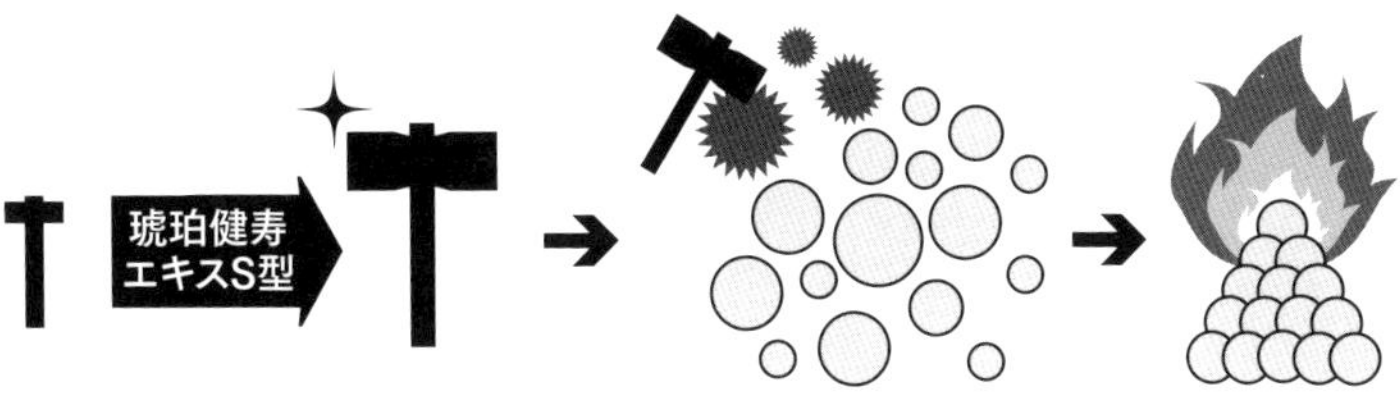

琥珀健寿エキスS型*には**脂肪の分解を促進させる**働きがあります。脂肪細胞はより細かくたくさん分解され、燃焼されるエネルギー量を増加させます。

＊琥珀健寿エキスS型の成分：琥珀エキス、ツバキ種子エキス、インド生姜（マンゴージンジャー）エキス（栄養機能表示成分　亜鉛）

図7　細胞実験における琥珀健寿エキスS型の脂肪燃焼効果

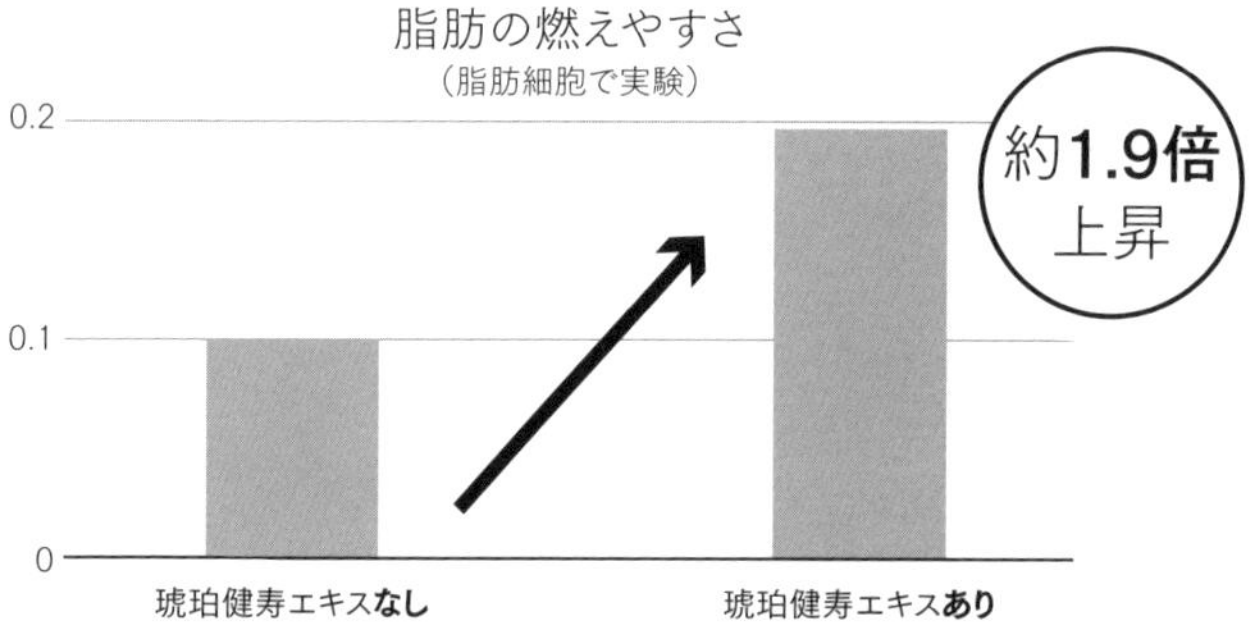

結果　琥珀健寿エキスS型に使用している琥珀エキスにより脂肪の分解が1.9倍促進されました（培養脂肪細胞を用いた実験。脂肪細胞が放出したグリセロールの量を、分解された脂肪の量としています。脂肪は分解された後に燃焼するため、分解された脂肪が増えると燃えやすくなります）。

図8　ヒトの琥珀健寿エキスS型服用前後の内臓脂肪

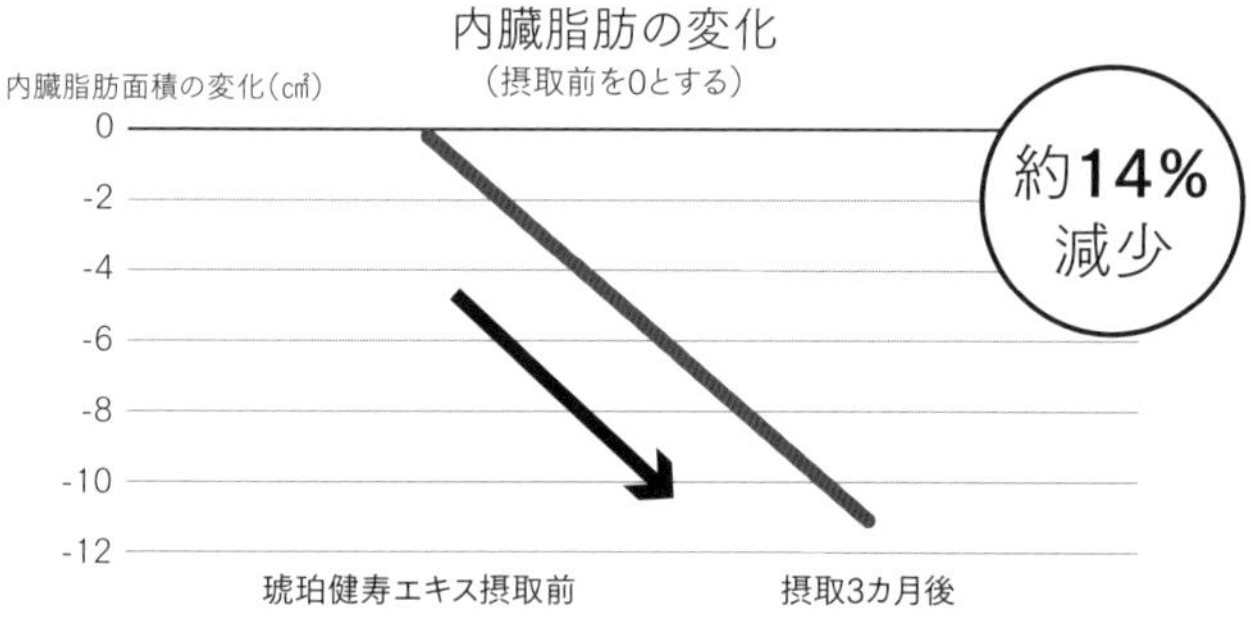

＊HDL（善玉）コレステロールが上がりLDL（悪玉）コレステロールが下がることも明らかとなっています

結果　琥珀健寿エキスS型を3カ月摂取したところ、
内臓脂肪が減少しました。

※当社社員を被験者としたオープン試験で著効例。2018年10～12月に
医療法人社団鳳凰会　フェニックス　メディカル　クリニックで実施（筑波大学は本試験には関与していません）

験でも、琥珀健寿エキスS型に含まれる琥珀エキスを与えることで、脂肪の燃えやすさが約1・9倍に上昇（図7参照）。また、人に琥珀健寿エキスS型を3カ月摂取してもらい、服用前後の内臓脂肪率を比較してみると、内臓脂肪面積が14％減少し（図8参照）、かつ、善玉コレステロールが増え、悪玉コレステロールが低下していたのです。

食べる琥珀の登場

私たちは琥珀健寿エキス（健康食品用途の琥珀エキス）が有する血圧上昇抑制効果、糖質の吸収抑制効果と分解抑制効果に係る特許、そして筑波大学坂本和一先生との研究により脂肪分解効果に係る特許の、計4つを取得しました。

特許取得については、エビデンスを確認した独創的な研究を、間違いなく世界に広げるという目的があります。どろんこ美容が独創的であるように、琥珀もヤマノ独自の画期的な研究であることは間違いないのです。

こうして、研究結果を実用へと一歩進めるために、琥珀健寿エキスを配合したお茶も商品化することができました（筑波大学は商品開発には関わっておりません）。
これにより、琥珀は食べて健康に寄与するものへと、変化を遂げたといえます。

●飲んでわかった琥珀健寿茶の効果

私たちは琥珀健寿エキスによる血圧上昇抑制効果、糖質の吸収抑制効果・分解抑制効果、脂肪分解効果を多くの人に知っていただくために、３種類のお茶をつくりました。琥珀健寿茶Ｋ型【ほうじ茶ブレンド】、Ｔ型【烏龍茶ブレンド】、Ｓ型【抹茶入り緑茶ブレンド】です。これらを実際に飲んでいる方から、体の変化や体調について伺いました。

●血圧もコレステロール値もほぼ正常に　【石崎和恵さん　67歳　広島県福山市】

血圧は上が１６５㎜Hg、下が80㎜Hgという状態で、かかりつけの医師からは薬を飲んだほうがいいとすすめられていました。「心筋梗塞になりますよ」とまでいわれたのですが、薬は飲みたくない、食事療法でなんとか改善させたいと頑張ってきました。

けれど、思うようにはいかないもの。食事療法で血圧は下がりませんでした。

なにかいいものはないかと思っていたところ、ヤマノの琥珀健寿茶を飲んでいる人から、調子がいいという話を聞きました。でも、お茶で改善するとは思えません。それでもなんとかしなければいけません。半信半疑で飲んでみることにしました。琥珀健寿茶には3つのタイプがありますが、私が選んだのは当然、血圧を正常に保つ効果が期待できる琥珀健寿茶K型【ほうじ茶ブレンド】です。

飲み始めて6カ月が経った頃、体重が3キロ減っていることに気がつき、自分でも驚きました。その後検査をしたところ、血圧は上が１３５㎜Hg、下は67㎜Hgに下がっており、先生も首をひねる事態に。さらに、総コレステロール値も低下しており、思わぬ結果に本当に驚きました。お茶を飲む以外には、運動もせず、食事も以前のままだったのですから、「琥珀健寿茶のおかげに違いない」と思いました。

考えてみれば、朝のお通じもそれまでになく快調で、体重が落ちたのはこのためではないかと思います。実は、それまではしばしば体がズンと重くなり、横になっていることもあったのですが、今ではそれもなくなったうえ、よく眠れるようになりました。夜中に目が覚めた時は、K型【ほうじ茶ブレンド】を飲んでリラックスするようにしています。

飲み続けてよかったと実感していますね。

●体質的に高かった血圧が安全圏に　【吉田栄子さん　83歳　大阪府高石市】

家族全員が高血圧ですし、私自身も若い頃から数値が高くて医者に通っていました。また、東北出身のせいか、塩辛い味に慣れてしまっているようです。体質の面でも食生活の面でも高血圧は仕方ないのかも、と思っていました。

ところが、ヤマノから琥珀健寿茶が発売され、K型【ほうじ茶ブレンド】を飲み始めたところ、３カ月経った頃に血圧が下がり始めました。以前は最高血圧が１６０㎜Hgを超え、最低血圧が80～90㎜Hgだったのですが、今は上が１３０㎜Hgくらい、下が60㎜Hgくらいに下がったのです。もちろん、多少は変動するのですが、これには驚きました。毎月医者に通っていますが、数値が安定しているので処方されていた薬が減りました。

特に運動をしているわけでもなく、やっていることといったら毎朝のラジオ体操くらいですから、K型【ほうじ茶ブレンド】は私の体に合っているんだと思います。

S型【抹茶入り緑茶ブレンド】、T型【烏龍茶ブレンド】も飲んでいて、S型は朝、T型はお菓子を食べた時、K型は寝る前に飲んでいます。

塩辛いものも好きですが、お酒も大好き。毎日、ビールなら1缶、焼酎なら2杯くらいいただいています。食事の制限はまったくしていません。

「笑顔でいれば人に使ってもらえる」と、昔、いわれましたがその通り。でも、いつも笑顔でいられるのは、健康だからです。

今は血圧も中性脂肪の値も安全圏に入っていて、健康そのもの。体の内側から健康になる琥珀健寿茶は、長く続けることが大切だと思いますね。

●お医者様から合格点をもらった血糖値　【今井古鶴さん　81歳　兵庫県豊岡市】

運動は20年くらい続けていますが、遺伝なのか血糖値が下がったということはありませんでした。ジムは週に2回ほど、グラウンドゴルフもやっていて1回3時間ほどですから結構な運動量ですね。

親からの遺伝だと思いますが、20年以上も血糖値が高かったんです。薬も飲んでいました。あるとき、ヘモグロビンＡ１ｃの値が9%になり、すぐに検査入院したのですが、なにしろ病院の食事が少ないことにびっくり、というかがっかりしました。ただ、糖尿病は怖い病気だと知っていましたから我慢しましたよ。退院のときは栄養士さんに食事療法を教えてもらい、毎日3食、何を食べたかを記録し、1日3回血糖値を測るという生活を続けました。

ヘモグロビンＡ１ｃは徐々に減り始め、２０１６年には8～9%だったのですが、２０１８年には7%、２０１９年には6%と順調に推移しています。実は、この2年ほど琥珀健寿茶T型【烏龍茶ブレンド】を毎日1包、お昼に飲んでいます。減り始めたのはこの結果かな、と思っているんですよ。グラウンドゴルフに行くときも水筒に入れてもっていきます。今は、お医者様から「年齢からすれば合格」といわれていて、とても安定しています。

おかげで好きな畑仕事にも精を出せます。夏なら朝5時から8時まで野菜を育てており、ストレス解消になっています。その後にお客様にエステの施術をするのですが、お客様と会ってお話しするのが元気のもとですね。

●糖尿病と付き合いながら健康維持

【浜田八重子さん 71歳 神奈川県横浜市】

20年前に膵臓の大病で生きるか死ぬか、というような状態になり、半年間の入院をしたことがありました。その後、すべての値が正常になったのですが、4年ほど前から20年前の大病の影響かインシュリンの出が悪くなり、血糖値が上がり始めました。１２０～１３

0㎎／dlで境界型糖尿病ということです。

食事には気をつけ、甘いもの、炭水化物は控えるようにしていました。けれど、もっと効果的なものをと思い、琥珀健寿茶が発売されたときから、3種類を飲むようになりました。飲み忘れないよう、朝にS型【抹茶入り緑茶ブレンド】、T型【烏龍茶ブレンド】、K型【ほうじ茶ブレンド】を1包ずつテーブルの上に出しておきます。

かれこれ2年ほど飲んでいますが、血糖値はあまり変わりません。ただ、ヘモグロビンA1cが0・5％下がりました。ヘモグロビンA1cは、過去1～2カ月の血糖値の平均を反映するため、直近での血糖値の状態を知ることができるとても重要な数値です。これが0・5％下がったというのは、大変なこと。T型によって状態を維持しているのだという実感ですね。頼りにしています。

血圧も、K型を飲む前は130を超える日もありましたが、今は120台に下がっています。ただし、サボってしまうと元の数値に戻ってしまいます。そこでまた飲むと、1週間くらいで低下するんです。

何でも続けることが大切だと思いますね。夕食後に40分ほど歩き、朝はラジオ体操、そして琥珀健寿茶。欠かさず続けることで、効果に気づくようです。

●健康が信用をつくる【余膳茂子さん 73歳 大阪府枚方市】

中性脂肪の値が１９５㎎／dlと高く、医師に注意されていたのですが、琥珀健寿茶S型【抹茶入り緑茶ブレンド】を飲み始めて3カ月で基準値内の１０２㎎／dlに下がりました。

これに気をよくしていたら、新型コロナウイルス感染症が流行《はや》り出し、なんとなく気が緩んでしまい、飲んだり飲まなかったりの生活になってしまいました。そうしたところ、てきめんに変化が表れました。中性脂肪の値がなんと１２５㎎／dlに上がってしまったのです。こんなに変化があるとなると、飲まないわけにはいきません。以来、毎日欠かさず飲んでいます。

琥珀健寿茶S型は朝飲むのですが、10時にはK型【ほうじ茶ブレンド】、お昼にはT型【烏龍茶ブレンド】も飲んでいます。そのためか体重も1キロ減り、すっきりしました。

趣味は農業なんですよ。毎朝2時間と週に2日のお休みには畑に出て野菜や果物を育て、皆さんにお分けしています。野菜は大根や白菜、水菜、果物は柿にプラムにスダチなど四季折々の収穫を楽しんでいます。私の野菜や果物を楽しみにしてくれる方がいると、こちらも嬉しくなります。

「健康が信用をつくる」と私は思っているんです。健康で元気に過ごしているからこそ、多くの方がサロンに来てくださる。薬も飲まず、病院に行く必要もなく生活できていることに感謝しています。

体の内側と外側から健康にアプローチ

一つの素材で内側と外側から作用するところに琥珀の特徴はあります。琥珀健寿茶を飲んで内側から細胞を活性化させて機能を整えたうえで、琥珀エキス配合化粧品を使って外側から肌に作用させれば、皮膚の若返りなどアンチエイジングにつながります。特効薬のような効き方はしませんが、琥珀を毎日少しずつ取り入れることを習慣にすれば、使用時と未使用時の違いを実感できるのではないでしょうか。

琥珀は可能性に満ちています。今はまだ詳しくお話しできませんが、私たちは加齢によるさまざまな悩みを琥珀によってケアするための研究をさらに続けているところです。一人でも多くの方々が琥珀を利用することにより、年齢を重ねても毎日生き生きと過ごすことができるように、という願いを込めて日々研究に取り組んでいます。

●健康長寿を実現する琥珀の可能性

筑波大学生命環境系・坂本和一准教授

病気になりにくく、回復力の強い体を目指す

私たちの研究室は、若さと健康長寿を実現するために、「健康長寿に働く生理機能物質の探索とその応用」をテーマに研究しています。具体的にいうと、予防医学と抗老化を目指した機能物質を探そう、という研究です。この時、キーワードになるのは「長寿遺伝子と攻めの健康」です。

ご存じのように、日本は少子超高齢化社会です。このように長寿をある程度実現した社会では、次には誰もが若さと健康長寿を目指したいと思うはずです。これを実現するために、私たちは「アクティブウェルネス」、つまり攻めの健康を一つの目標にしています。これは病気にかかりにくい体づくりということになります。もう一つの目標としては、もし病気になったとしても再生・回復力の強い体でありたいということになるでしょう。

私たちは、この2つの目標を実現するための何らかの物質があるのではないかと思っています。つまり、生命力を亢進《こうしん》するような機能性の物質を探しているのです。

アメリカのウィスコンシン大学とアメリカ国立老化研究所での、アカゲザルを用いた研究が広く知られています。これはアカゲザルを、与えるエサの条件が異なる2つのグループに分け、27年間飼育して体に現れる変化を解析した実験です。その結果、一方は骨粗鬆《こつそしょう》症《しょう》が進行しており、内臓疾患、がん、糖尿、肥満などを罹患しています。もう一方は健康で背筋もピンとしており、毛もフサフサしています。こちらのほうが見かけ上の若さも健康上の若さもはるかに勝っています。

このような違いがなぜ生まれてくるのでしょうか。

なんと、これは基本的に餌の量の違いです。

最初のグループのアカゲザルは毎日おなかいっぱい食べてきたサル。もう一方は腹七分目の状態で27年間育ったサル。この餌の量の違いが大きな違いを生み出したのです。

カロリー摂取量を制限すると何が変わるのかというと、いわゆる長寿遺伝子という遺伝子が働き、その結果、健康長寿が実現できる可能性がわかってきました。たとえば、カロリー摂取量を制限すると、NAD（ニコチンアミドアデニンジヌクレオチド）という物質の量が相対的に増えていきます。ＮＡＤはエネルギー代謝やＤＮＡの修復などに関与している物質ですが、ＮＡＤの量が増えることで、長寿遺伝子たんぱくの酵素活性が高まります。それにより、次々と遺伝子発現が誘導されて、若さや健康長寿が実現できる可能性が浮上してきたのです。

植物由来の物質の生理作用に着目

とはいえ、さすがにカロリー制限を毎日続けるのはあまり現実的ではありません。それに代わるような手段はないものかと考えました。

そこで行きついたのが、フレンチ・パラドックス、ジャパニーズ・パラドックスという考え方です。

聞いたことがある人も多いのではないでしょうか。フランス周辺に住んでいる人たちは比較的脂っこい料理で、甘いものも多い食生活をしている。にもかかわらず、循環器系疾患、すなわち心臓、血管、血液に関わる病気が非常に少ない。これがフレンチ・パラドックスと呼ばれる逆説です。

一方、日本人はもともと米（高炭水化物）を主食にしており、低たんぱくで塩分量の多い食生活があります。ところが、実際には日本人は世界でもかなり健康長寿であることが知られています。これがジャパニーズ・パラドックスで、こちらも不思議です。

このようなパラドックス（逆説）に対する回答はいろいろありますが、ファイトケミカルの摂取量が、健康や長寿に関わっているのではないかという説が考えられます。

ファイトケミカルとは植物由来の機能性物質の総称です。私たち日本人が飲んでいるお茶は、ファイトケミカルの一種であるカテキンを多く含んでいます。赤ワインをたくさん飲んでいるフランス人は、赤ブドウ由来のファイトケミカルであるレスベラトロールの摂取量が非常に多いといわれています。それら以外にもヘスペリジン、リグナン、アントシアニン、イソフラボン、リコピンなど、いわゆるポリフェノールという名称で呼ばれているファイトケミカルの摂取量が大きく影響しているのではないかと思われます。

ファイトケミカルが抗酸化物質だから体にいいということは、これまでにもわかっていましたが、最近になって、ファイトケミカルの一部には、長寿遺伝子に間接的に作用して活性化する可能性があることが知られています。

すでに、ファイトケミカルや植物由来の抽出物、微生物や発酵食品などの抽出物を培養細胞やさまざまなモデル生物に与えて、いろいろな生理機能を解析しています。さらに、どのような遺伝子が関わってこうした生理作用が導かれるのかというメカニズムについても調べています。

琥珀には健康長寿を実現する力が秘められている？

このような研究を進めるなかで琥珀と出会いました。私たちは今、新しい生理機能物質の候補として琥珀を機能性素材と考えています。琥珀は古代マツ科などの植物の樹液が化石化したものです。古くからその生理・薬理作用は知られており、民間療法ではありますが精神安定や血流促進、排尿促進等々のさまざまな治療や病気の予防に使われていたという歴史があります。

最近の研究成果として、マウスや培養細胞を使って、チロシナーゼの活性阻害（美白効果）、メラニン産生の抑制（シミの抑制）、グルタチオンの産生促進（美白効果）等々さまざまな生理作用の可能性があることがわかってきました。

植物の樹脂由来の琥珀は数千万年から数億年という長い時間を経て、物質が酸化あるいは重合したような変化をしています。モノテルペン、セスキテルペン、ジテルペンなどの機能性物質を多く含んでいるという特徴を持っています。この琥珀由来の抽出物あるいはその中の機能性の成分を使って、これらの物質を培養細胞やさまざまなモデル生物に与えて、その生理機能性を調べています。

私たちの研究の特徴の一つとして、そのモデル生物に線虫という生き物を使っていることが挙げられます。線虫は体長１ミリから２ミリの小さな虫ですが、これは世代時間（孵化してから死ぬまでの時間、いわゆる個体生命）が非常に短いため、寿命の解析等が非常に容易です。また、老化による運動性の変化が非常に明らかであるため、いわゆる老化指標の実験を簡単に行うことができます。線虫というと驚く人もいますが、私たちは物質投与の実験にはヒトをまねたモデル生物として前々から線虫を用いています。

実際に、琥珀由来の抽出物（琥珀エキス）を線虫に与え、さまざまな生理作用を調べました。もちろん線虫だけでなくネズミや培養細胞も使って生理機能性を調べています。さらに遺伝子やたんぱく質レベルでどのような変化が起こるのかを調べて、メカニズムの解明を行っているところです。

私たちはヤマノビューティケミカルと組んで２０１５年から共同研究を開始しました。この琥珀由来の抽出物を使ってさまざまな生理機能性の解析を行っています。さらに２０１７年からは特別共同研究事業という大きな共同研究を始め、化粧品ばかりでなく、食品などのヘルスケア製品の開発に向けた共同研究を行っているところです。

琥珀を新たな機能性素材とした研究はまだまだ始まったばかりで、わからないことは非常にたくさんあります。しかし、琥珀には若さと健康長寿を実現する力、すなわち生命力を掻き立てるような力があるだろうと考えています。これからもさまざまな効果が明らかになるだろうと期待しています。

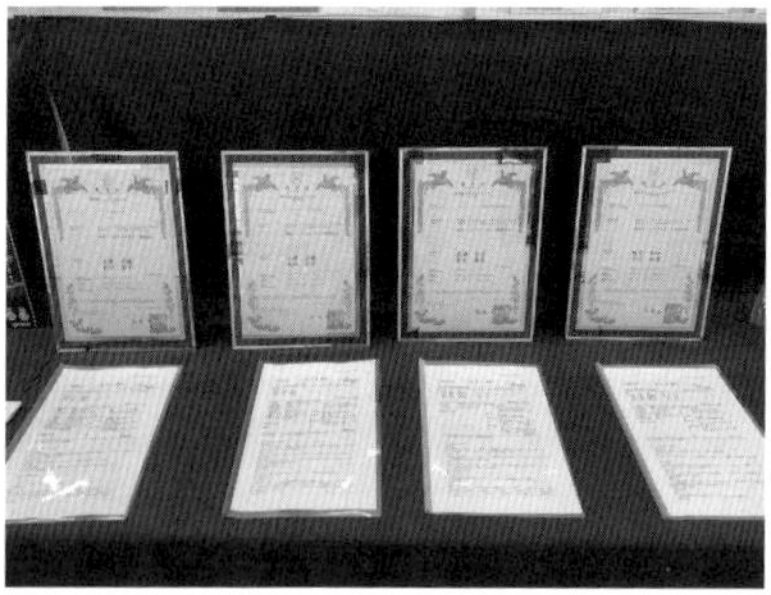

健康分野に関して4つの特許を取得。

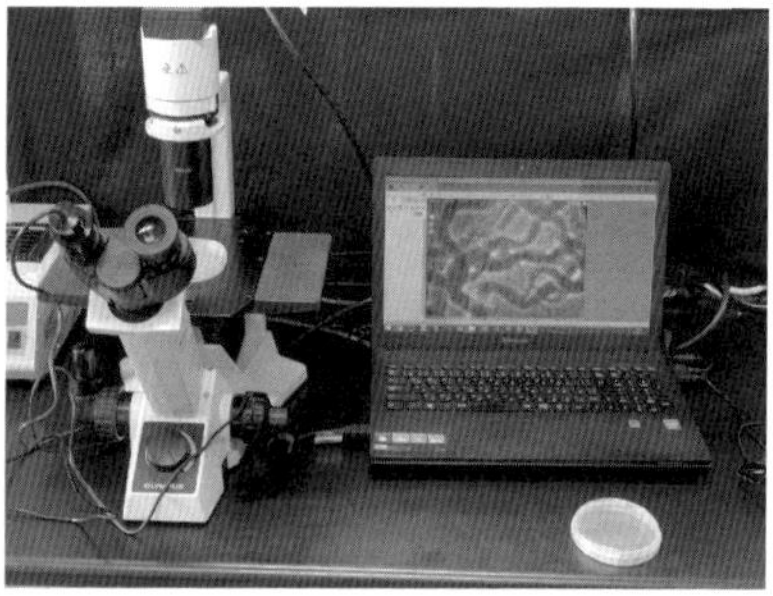

線虫に琥珀エキスを与え、どのように変化するかを見る。

Part 3

自然からの
贈り物～
琥珀がもつ
天然の
美容効果

琥珀酸のさまざまな働き

ここからは時間を戻し、カリーニングラードから戻ってからの琥珀研究についてご紹介します。

パート1の「食べる琥珀がある!?」という話でも少し触れましたが、琥珀に含まれる有用な成分のなかでも最も注目されているのが「琥珀酸」です。

この成分を発見したのはドイツ人の鉱山学者、ゲオルク・アグリコラ。１５５０年に完成（１５５６年出版）させた著書『デ・レ・メタリカ』のなかに、琥珀を蒸留して得られたことが記されています。

健康な人は、自ら体内でつくる琥珀酸と食品から摂取する琥珀酸で、十分な生理機能が保たれています。しかし、加齢やストレスによって臓器の機能が低下してくると、琥珀酸が消費され減少します。すると、疲労や倦怠感に悩まされたり、免疫力が低下して病気を発症しやすくなったりします。そこで、不足している琥珀酸を塗薬やサプリメントで体内に取り入れることで、弱っていた機能が補強され、回復が早まると考えられます。

琥珀酸は弱った細胞だけに選択的に取り入れられ、新陳代謝を促して、その器官の機能を維持するように調整します。また、弱った細胞を正常に整えるだけでなく、死にかけた細胞や不活発になった組織を復活させ、失われた機能を回復する効果もあります。

琥珀酸は人体だけでなく、酸素呼吸をするすべての生物において大変重要な働きをしています。たとえば、バナメイエビの養殖時の飼料に琥珀酸などを混合することにより、エビの成長を促進し、ある種のストレスに対する抵抗力を向上させるという報告があります(Fish and Shellfish Immunology Vol.78: 10-17, 2018)。

このように、琥珀はさまざまな可能性を秘める成分を含んでおり、それはどうも心身の美しさや健康維持・増進にまで影響を与えるもののようです。

天然原料へのこだわり

すでに述べたように、琥珀酸そのものは工業的に生産され、食品添加物、入浴剤、生分解性プラスチック、メッキ用薬品、写真薬品などの原料として、幅広く利用されています。

しかし、私たちが進めているのは、化学合成によってつくられた有効成分を使った商品開発ではなく、長い年月をかけてゆっくりと熟成され、まだ解明されていない多数の成分が複雑に組み合わさった天然の琥珀を用いて、そこから有効な成分を取り出し、安心できる商品をつくることです。

　ところが、いざ研究を始めてみると、採掘した琥珀から有効成分を抽出加工することの難しさに直面しました。たとえば、琥珀パウダーを化粧品に配合したいと考えていたのですが、そのためには治療用のパウダーよりも粒子を細かくする必要があります。粉砕機で細かく砕こうとすれば、どうしても琥珀と刃の部分がこすれあって摩擦が生じます。琥珀は静電気を帯びやすく、摩擦ですぐに粒子がくっついてしまうのです。そのうえ、摩擦で熱が生じ、温度が高くなりすぎると溶けてしまうことも問題でした。

　いろいろと試行錯誤を重ねた末に、国内メーカーのジェットミルで粉砕することで、化粧品に適した上質の微粒子パウダーが生み出せるようになりました。しかし、さらに良質で有効な成分を取り出したい。そこで私たちは琥珀のエキスの抽出に挑戦することにしました。

　琥珀は装飾品などに加工するために研磨しますが、私たちがロシアから輸入しているのは、この研磨の段階で出る粉末になった琥珀です。余談ですが、今まで廃棄していた琥珀の粉末を、人の美や健康のために活用している企業というのは、世界中を探してもそうそうあるものではないと自負しています。

さて、この琥珀の粉末をアルコールに浸します。すると、アルコールに琥珀の成分が溶け出します。ここから時間をかけてアルコール分を蒸発させます。すると、ごくわずかな琥珀エキスが残りますから、これをフリーズドライの方法によって乾燥させます。ここまでくるのに、実は数年の年月をかけて研究してきました。そして、最終的に乾燥した琥珀エキスを加工することで、初めて化粧品などに用いることができるようになりました。

ただし、この琥珀エキスに含まれた成分がどのようなものかは、未知のものといっても過言ではありません。1万種類もあるといわれている成分を解明しようという緒についたばかりなのです。琥珀エキスから分離させた一つひとつの成分を、すでにわかっているさまざまな成分と照らし合わせるという地道な作業を研究所で行っていますが、特定するところまでには至っていません。

さらに、もう一つの問題もあります。

天然の琥珀からエキスを抽出するので、必然的に抽出できる量は少なく、供給量も限られてしまいます。天然原料を使用することは、企業にとって効率的ではないのかもしれません。しかし、天然だからこそ得られる効果に私たちは大きな可能性を見出しています。

ここからは、私たちが20年余りをかけて少しずつ解明してきた琥珀の美容効果に関する研究成果をご紹介していきます。

理化学研究所との共同研究で琥珀の基礎研究に挑む

琥珀の基礎研究を進めるなかで、わが社の研究所の設備では、検査・分析機器が不十分であることがわかりました。しかし、資金的な余裕などありません。

単独では限界があることは明らかですから、パートナーを探して、共同研究してはどうかと考えるようになりました。そこで紹介していただいたのが、日本の最高レベルの研究機関である独立行政法人理化学研究所（現在は特定国立研究開発法人）でした。

とはいえ、話はそうすんなり運びませんでした。いろいろと琥珀の可能性について説明しましたが、そうした研究を引き受ける研究室がないと、最初は断られてしまったのです。

これは脈がなさそうだと、一度はあきらめかけましたが、そこで救いの手を差し伸べてくれたのが、小嶋聡一先生です。琥珀に興味に示し、一緒にやりましょうと、手を挙げてくれたのです。その小嶋先生も大変残念なことに２０１９年８月19日に永眠されました。

こうして２００４年から、理化学研究所分子細胞病態学研究ユニット（当時）で委託研究契約がスタートしました。小嶋先生の研究室にわが社の研究所の社員を派遣。そこで指導を受けながら、琥珀が肌の状態を改善する主要な機能を解明するため、基礎研究に地道に取り組んでいくことになったのです。

肝炎や肝がんなど肝疾患の病態解明や制圧を専門とする小嶋先生は当時、ビタミンＡが肝臓や皮膚に与える影響について研究をしていました。

ビタミンＡには、皮膚のシワを伸ばす、新陳代謝を活発にするという肌質改善機能があります。ビタミンＡの刺激によってコラーゲンがたくさんつくられます。表皮を支える真皮の構造がしっかりし、シワが引き伸ばされ、ハリのある肌になるのです。

一方、体内では女性ホルモン、男性ホルモン、ステロイドなどと同じ脂溶性ホルモンの一つとして作用します。線維たんぱく質をつくる微量ホルモンを刺激する働きがあり、その結果、線維がたくさん産生されます。肝臓でこの線維たんぱく質が異常に増えると、肝臓の組織が硬くなり、最悪の場合、肝硬変を引き起こしてしまいます。

小嶋先生が着目したのは、琥珀とビタミンＡに共通点があるという点でした。植物の樹脂からできている琥珀の主成分は天然化合物のテルペノイド（植物の精油の主成分）であり、ビタミンＡと同じ脂溶性ホルモンに近い成分が含まれています。ビタミンＡに肌の状態をよくする機能があるならば、似た成分を含む琥珀にも同様の効果を発見できるかもしれないと推論したのです。

琥珀エキスを抽出するための試行錯誤

こうして始まった共同研究ですが、チームが最初に直面したのが、「琥珀の成分をよりスムーズに細胞に浸透させるにはどうすればいいか」という問題でした。

肌への影響を調べるためには、琥珀の成分を効率よく皮膚細胞に行きわたらせる必要があります。その時点では、私たちはエキスではなく、微粒子の琥珀パウダーを扱っていました。しかし、微粒子のままでは細胞に浸透させるのが難しく、その効果が発現するまでにも時間がかかり、研究の素材として扱いにくいものでした。
その後、紅茶のティーバッグのように、袋状にしたフィルターに琥珀粒子を入れて、細胞の培養液につけてみたり、水や油、アルコールなどの液体で琥珀の粒子を煮出してみたりと、いろいろな方法を試しました。そして得た結論が、アルコールで長時間煮出すと、最も効率よく琥珀の有効成分を抽出できるというものでした。

この「煮出し法」で抽出した琥珀エキスには何万種類もの成分が混在し、そのままの状態では、どの成分がどのように肌によい働きをしているのかがわかりません。そこで、カラムクロマトグラフィーという分析法を用いて、アルコールで抽出した成分をさらにいくつかのグループにいったん分けた後で、皮膚の細胞をどれだけ変化させるかを一つひとつ調査することにしました。

そして、肌を改善する作用をもつ成分として特定されたのが、「コハクエキスリペア（ＲＥ）」です。このコハクエキスリペア（ＲＥ）の作用を具体的に調べていくと、２つの肌改善効果があることが判明しました。

真皮の衰えがたるみやシワの原因に

コハクエキスリペア（ＲＥ）のお話の前に、皮膚の構造について説明しておきましょう。肌は多くの細胞が重なり合って、大きく3つの層をつくっています。一つは「表皮」、もう一つは「真皮」です。そして、その下に「皮下組織」があります。このうち、私たちがスキンケアをする時に頭に入れておきたいのが、バリア機能を担う表皮と、肌のハリや弾力をつかさどる真皮です。

図1のように、表皮は皮膚の表面に近い部分です。表皮の厚さはわずか0・1～0・2ミリ程度ですが、私たちの体を外界の刺激から守っています。

この表皮の一番外側にあるのが「角質層」です。角質層には角質細胞がブロック状に重なっています。角質細胞内にはＮＭＦ（天然保湿因子）があり、角質細胞と角質細胞の間にはセラミドを主成分とする細胞間脂質が入り込んでいます。セラミドが角質細胞をしっかりつなぐことで、肌の水分は保たれます。さらに、角質層の上は、皮脂腺から分泌される皮脂と汗が混じってできる皮脂膜が覆っています。皮脂というと、肌のべたつき、テカリ、あるいは、毛穴に詰まって黒ずみの原因になるなど、マイナスのイメージがあるかもしれませんが、薄い表皮を保護するためになくてはならないものです。これらの皮脂膜、ＮＭＦ、細胞間脂質の３つが、天然のクリームとして肌から水分の蒸発を防ぐとともに、外界に対するバリア機能として働きます。

　肌を洗いすぎて油分を減らしてしまったり、肌の機能が不十分で構造がしっかりできていないと、バリア機能が低下して刺激物が肌内部に侵入して炎症を起こしたり、皮膚内部の水分が失われやすくなり、肌トラブルが生じる

図1　皮膚の構造

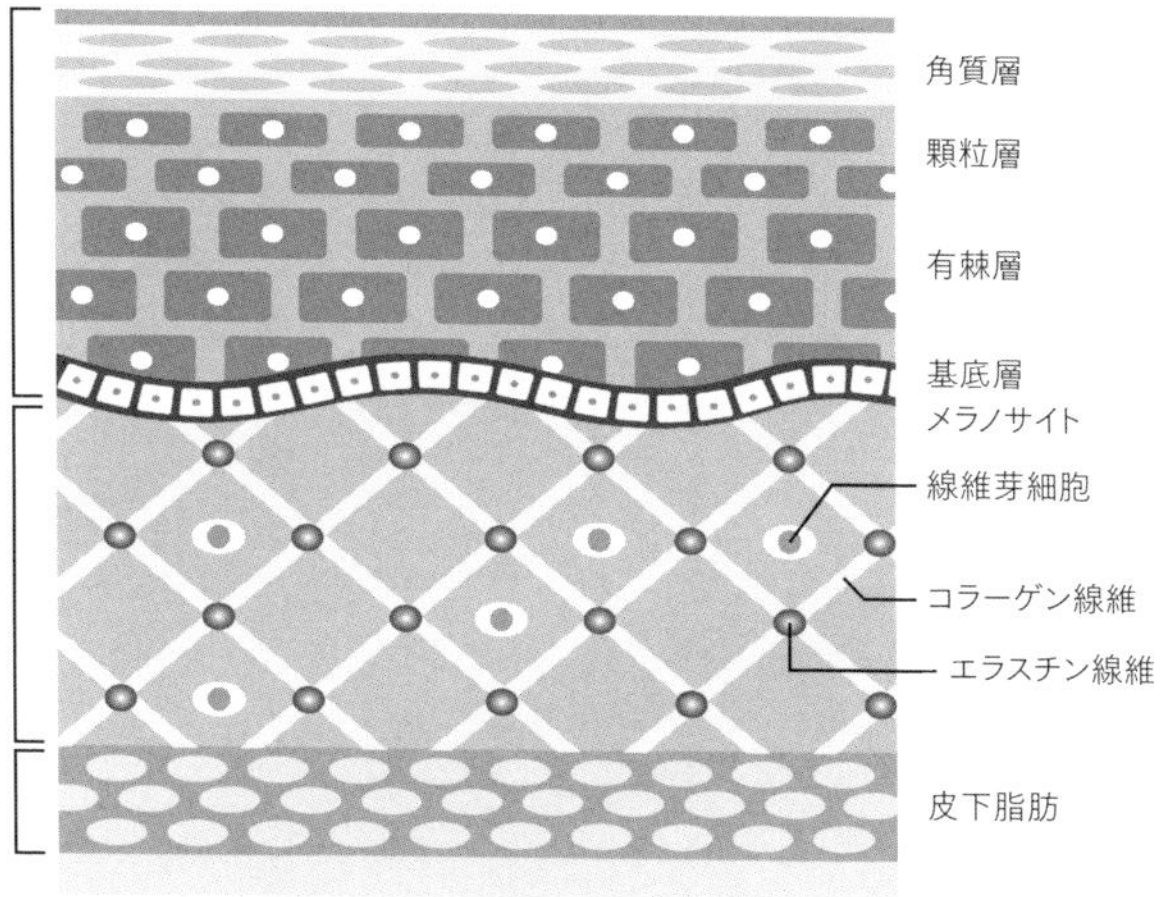

表皮の主な役割は、うるおいを保つこと、外部の刺激から保護して異物の侵入を防ぐことにある。真皮は、肌のハリや弾力をキープする。真皮の下には皮下組織がある。

ようになります。角質層自体の水分量も減少し、角質が硬くなって小ジワの原因にもなります。

表皮の下にある真皮は、1～4ミリほどの厚さです。真皮では、コラーゲンとエラスチンなどのたんぱく質でできた線維が絡み合っており、線維の間はヒアルロン酸などのゼリー状の液体で満たされています。

真皮には線維芽細胞という細胞があり、これがコラーゲンやエラスチン、ヒアルロン酸などの成分を生み出します。線維芽細胞が元気で、新しい成分をどんどん産生しているときには、十分な量のコラーゲンやヒアルロン酸で組織を支えることができるため、肌はふっくらとして弾力のある状態になります。

しかし、加齢とともに線維芽細胞の働きが弱まり、コラーゲンやヒアルロン酸の産生が少なくなると、真皮は組織を支えられなくなります。すると、肌はハリを失って、たるみやシワなどができてしまいます。

さらに、真皮には血管、神経、毛根、汗腺などが通っています。表皮には血管がないため、真皮の血管から必要な栄養素や酸素を送り出します。

肌のターンオーバー促進効果を発見

話を、肌改善効果をもつ「コハクエキスリペア（RE）」に戻しましょう。

コハクエキスリペア（RE）の働きの一つ目は、肌のターンオーバーを促進する効果です。人間の体は新陳代謝によって、古い細胞が新しい細胞へと常に入れ替わっていきます。入れ替わる細胞は1日に1兆個ともいわれます。

肌のターンオーバーとは、表皮の一番下にある基底層で新しい細胞が生まれ、それが少しずつ形や性質を変えながら押し上げられていき、やがて肌の表面から剥がれ落ちるまでのサイクルを指します。

生まれたての赤ちゃんの肌のターンオーバーの周期は14日くらい。20代の健康な肌は約28日周期。ところが、年齢とともにターンオーバーのスピードが遅くなり、40代になると40日近くかかるといわれています。若かった頃と比べて、日焼けすると黒いままでなかなか元の色に戻らない、肌がくすむ（メラニンがたまっている）、肌が乾燥する（細胞の構造が整わず、水分保持機能を適切に果たせない）などの肌トラブルは、このターンオーバ

図2　シミやシワの原因

シミやくすみを引き起こすターンオーバーの狂い

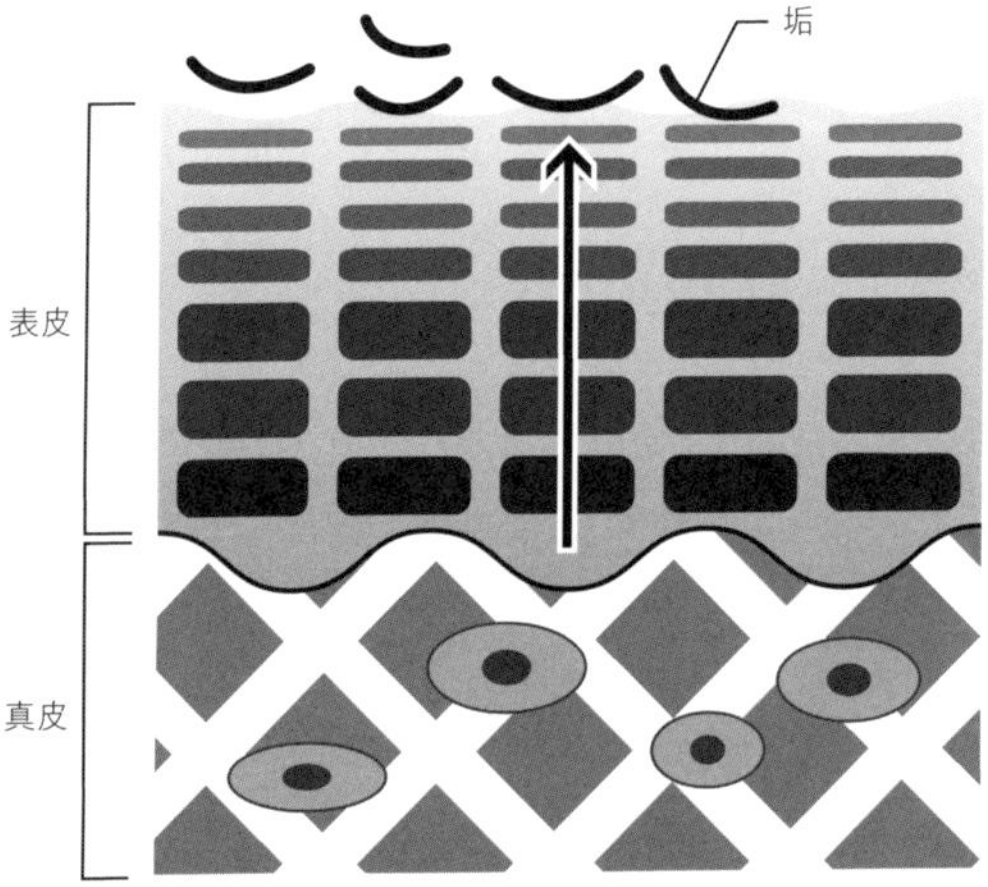

ターンオーバーは通常約28日で行われるが、年齢とともに速度が落ち、ターンオーバーが遅くなると、シミが消えにくい、肌がくすむ、肌表面に小ジワができるなどの肌の悩みが出てくる。

たるみやシワを引き起こす真皮の衰え

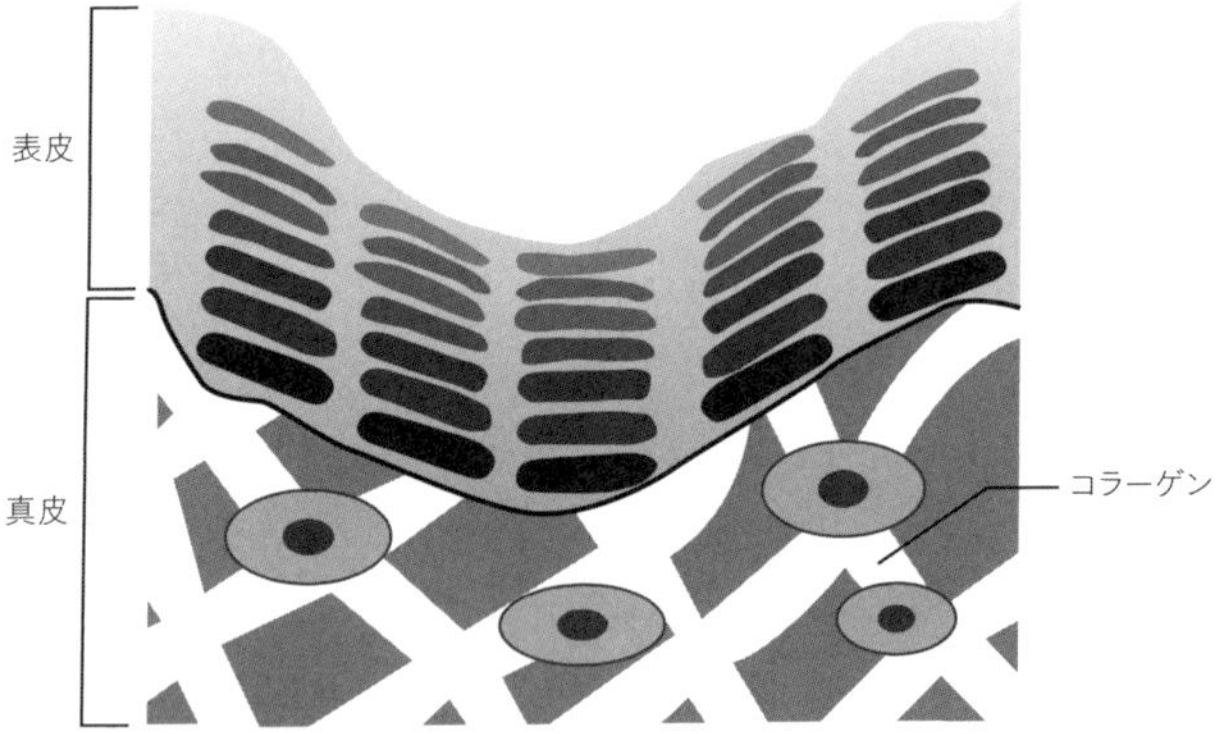

コラーゲンは真皮の約70％を占める成分で、肌のハリを支えている。40代以降になると新しいコラーゲンの産生量は激減し、そのため肌のハリを保つことができなくなり、たるみや深いシワが現れる。

ーの遅さからきています（図2参照）。

ターンオーバーを活発にするには、基底層の新しい細胞を生み出す能力が高いことが重要になります。この時、細胞の増殖を促すホルモンのような働きをするのが「ＨＢ－ＥＧＦ（ヘパリン結合性上皮成長因子）」というたんぱく質です。ＨＢ－ＥＧＦから基底層の細胞に「新しい細胞をどんどん増やしてください」というメッセージが送られると、細胞が分化して新しい表皮細胞が増えていきます。基底層にこの細胞増殖因子が多いほど、新しい細胞を生み出す能力が高くなり、肌のターンオーバーも早くなるのです。

ＨＢ－ＥＧＦは皮膚だけでなく、血管、心臓や肺などの臓器、筋肉などにも存在し、体の組織の形成や再生に不可欠な働きをしていますが、20歳頃をピークに加齢とともに減少していきます。その結果、肌の代謝が落ちてしまうのです。

コハクエキスリペア（ＲＥ）を調べていくと、このＨＢ－ＥＧＦを再び増やす作用があることがわかりました。琥珀エキスを投与した表皮細胞では、投与していない細胞に比べて、約1・5～2倍、細胞増殖因子が増えていました（図3参照）。あくまでも実験時の条件下ですが、1カ月かかっていたターンオーバーが、2～3週間に短縮されることを意味します。

図3　コハクエキスリペア（RE）の細胞増殖因子を増やす効果

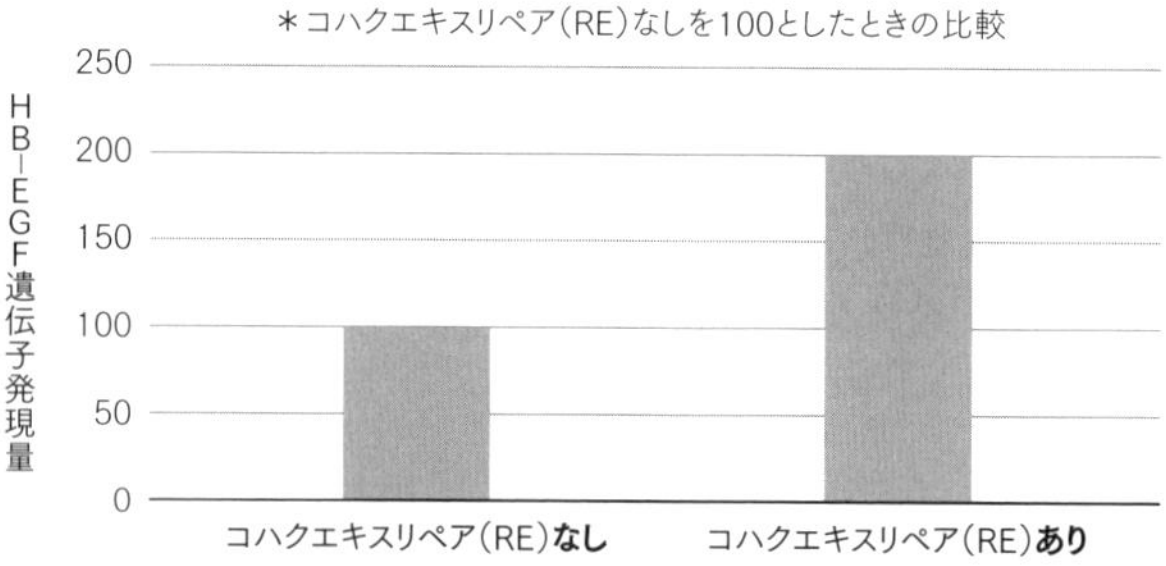

ヒト表皮細胞にコハクエキスリペア（RE）を添加し、ターンオーバーを促進する遺伝子の量を測定。コハクエキスリペア（RE）なしの細胞と比較してコハクエキスリペア（RE）を与えた細胞ではターンオーバーを促進する遺伝子の量が2倍に増加していた。

図4　コハクエキスリペア（RE）のシミに対する効果

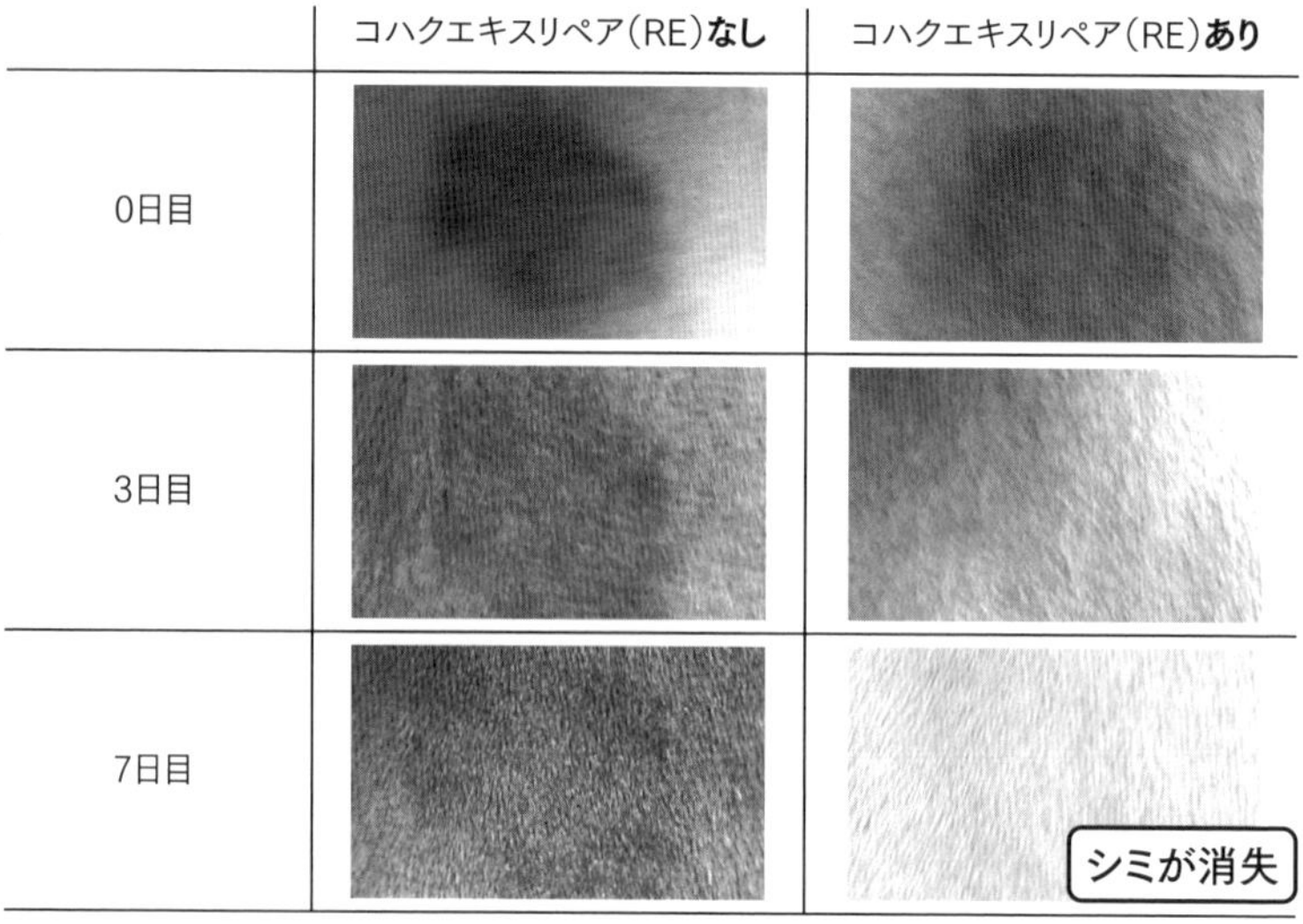

人工的にシミをつくった皮膚モデルに、コハクエキスリペア（RE）を塗布して、その後のシミの状態を観察。その結果、コハクエキスリペア（RE）を塗った皮膚では早くシミが消えた。

ターンオーバーの促進状況を確認するために、マウスの皮膚の上に、水や溶剤で流れにくいインクで染めた人工的なシミをつくり、コハクエキスリペア（RE）を塗った場合と、エタノール（アルコール）を塗った場合とで、シミが消える早さについて比較実験も行いました。すると、エタノールを塗っただけの場合は7日が経過してもシミが残っていましたが、琥珀エキスを塗った場合、3日を過ぎた頃から全体的にシミが薄くなり、7日後には、目を凝らすとかろうじて色素の跡が見える程度になりました（図4参照）。こうして、コハクエキスリペア（RE）に、ターンオーバーの機能を活発にする機能があることが確認されました。

肌のうるおいに欠かせないヒアルロン酸を増やす効果も

コハクエキスリペア（RE）には、肌のうるおいを守る成分であるヒアルロン酸を増やす効果も見つかりました。

ヒアルロン酸はムコ多糖類の一種で、簡単にいうと、砂糖の仲間に当たります。サラサラの砂糖に水分を含ませると、ベタベタした状態に変化します。これは糖が水分を吸うと鎖状になって、粘りを生むためです。ヒアルロン酸も水分を吸収してゲル状になります。ヒアルロン酸は保水力が強く、1グラムにつき6リットルもの水分を吸収するといわれます。

ヒアルロン酸は皮膚、眼、関節、動脈、脳など体の至る所に存在しています。特に多いのが、眼、皮膚、関節です。ヒアルロン酸は加齢とともに減少します。30〜40代頃から急速に減少し、60代では20代の頃の半分以下にまで減ってしまいます。そのため、体にさまざまな症状が出ます。たとえば、加齢とともに関節の動きが悪くなって、痛みを感じやすくなるのは、関節と関節の間にある軟骨に含まれているヒアルロン酸が減少することが一因となっています。

加齢とともに皮膚のハリやうるおいが失われ、シワができてしまうのも、ヒアルロン酸の減少が関係しています。健康な肌の場合、肌の表面の角質層には20〜30％の水分が含まれています。水分保持機能をもったヒアルロン酸は表皮で水分の蒸発を防ぎ、肌をさまざまな刺激から守るバリアの役割を果たします。しかしこのヒアルロン酸が失われ、うるおいが保たれないと肌のしっかりとした構造が崩れて、正常に機能しなくなります。その結果、肌荒れや赤み、ひりひり感など敏感肌の症状が出たり、肌のキメが乱れたりしてさらに乾燥が進んでしまいます。

また、真皮に含まれているヒアルロン酸が減少すると、真皮を支える構造が弱くなり、肌が垂れ下がり、たるみやシワの原因となります。

コハクエキスリペア（ＲＥ）には、肌のヒアルロン酸の産生を助ける「酵素ＨＡＳ（ヒアルロン酸合成酵素）」を増やす働きがあります。少し専門的になりますが、ＨＡＳには、ＨＡＳ１、ＨＡＳ２、ＨＡＳ３の３種類があり、このうち特に表皮でのヒアルロン酸の産生に関わっているのが、ＨＡＳ３です。表皮の細胞にコハクエキスリペア（ＲＥ）を投与した場合と、投与しなかった場合を比較すると、前者は後者の約３・５倍、ＨＡＳ３の遺伝子発現量が増えていました（図5参照）。酵素が増えるということは、肌のヒアルロン酸をつくる能力も高まるはずです。

そこで、３次元培養ヒト皮膚モデルを用意し、一方にはコハクエキスリペア（ＲＥ）を、もう一方にはエタノールを塗布しました。合成されたヒアルロン酸が茶色く染まる状態にして、40時間後にそれぞれのサンプルを調べてみると、エタノールを塗った皮膚は、表皮の基底層の周辺が茶色に染まりました。一方、コハクエキスリペア（ＲＥ）を塗ったほうは、基底層周辺だけでなく、細胞の間にも層状に茶色い部分が確認されたのです。また、細胞と細胞の隙間だけでなく、表皮の細胞（表皮角化細胞）内部にも茶色い染色像が見つかりました（図6参照）。つまり、ヒアルロン酸がたくさんつくられていることが確認できたのです。

　ヒアルロン酸を含有した化粧品を肌の外から与えるだけでは、そのほとんどが肌の表面に留まるだけで、内部にまで浸透しません。一方、コハクエキスリペア（RE）は、肌の内部でヒアルロン酸を合成する力を助けることができるのです。

　科学的な成分で角質層を無理やり引き剝がしてターンオーバーを早めたり、表面だ

図5　コハクエキスリペア(RE)のヒアルロン酸産生促進効果

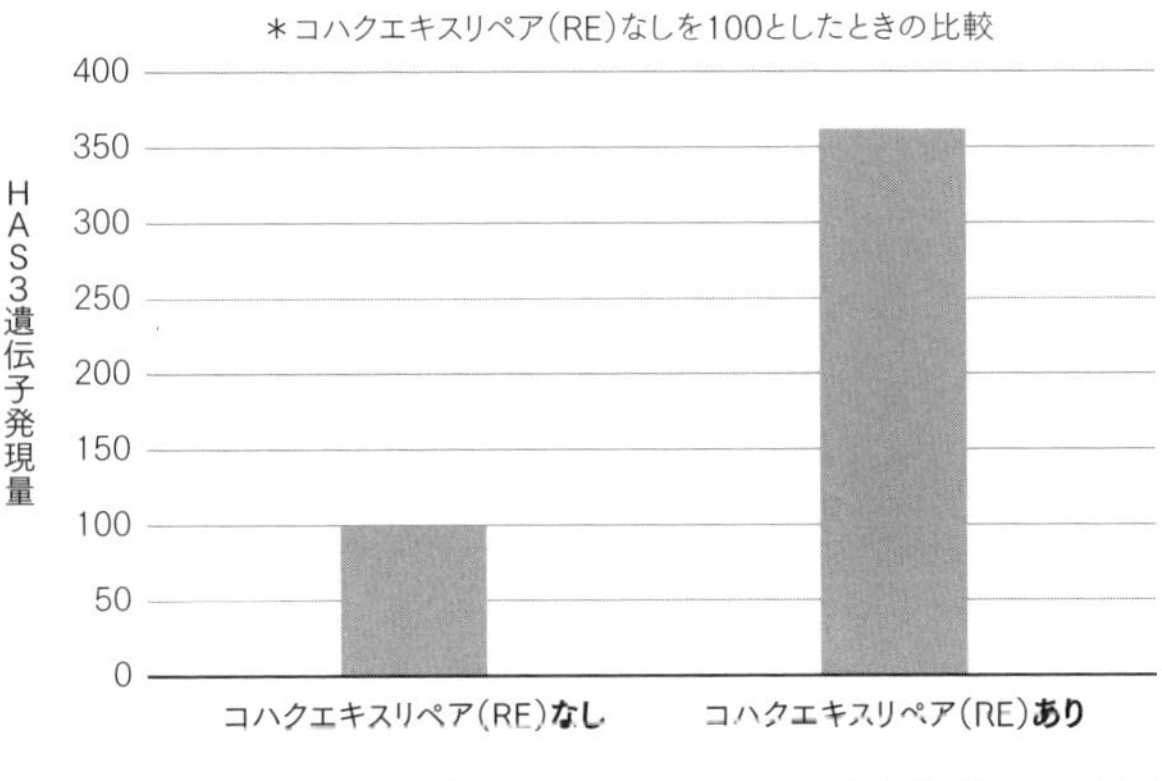

ヒト表皮細胞にコハクエキスリペア(RE)を添加し、ヒアルロン酸産生遺伝子の量を測定。コハクエキスリペア(RE)なしの細胞と比較して、コハクエキスリペア(RE)を与えた細胞ではヒアルロン酸産生遺伝子の量が3.5倍に増加した。

けにうるおいを与えて、しっとりしたように見せかけたりするのではなく、琥珀エキスは細胞の働きそのものを高めて、肌の健康状態を促進するのです。このことを発見できたのは、私たちにとって非常に自信となりました。この結果を得て、２００６年に「ターンオーバー促進」、２００７年に「ヒアルロン酸産生促進」の機能について特許を出願し、２０１２年に特許が成立しました。２００９年には日本香粧品学会などでもこの研究結果を報告し、効果の高い美容成分やエイジングケアを研究する研究者たちから注目を集めました。

図6　ヒアルロン酸の染色像

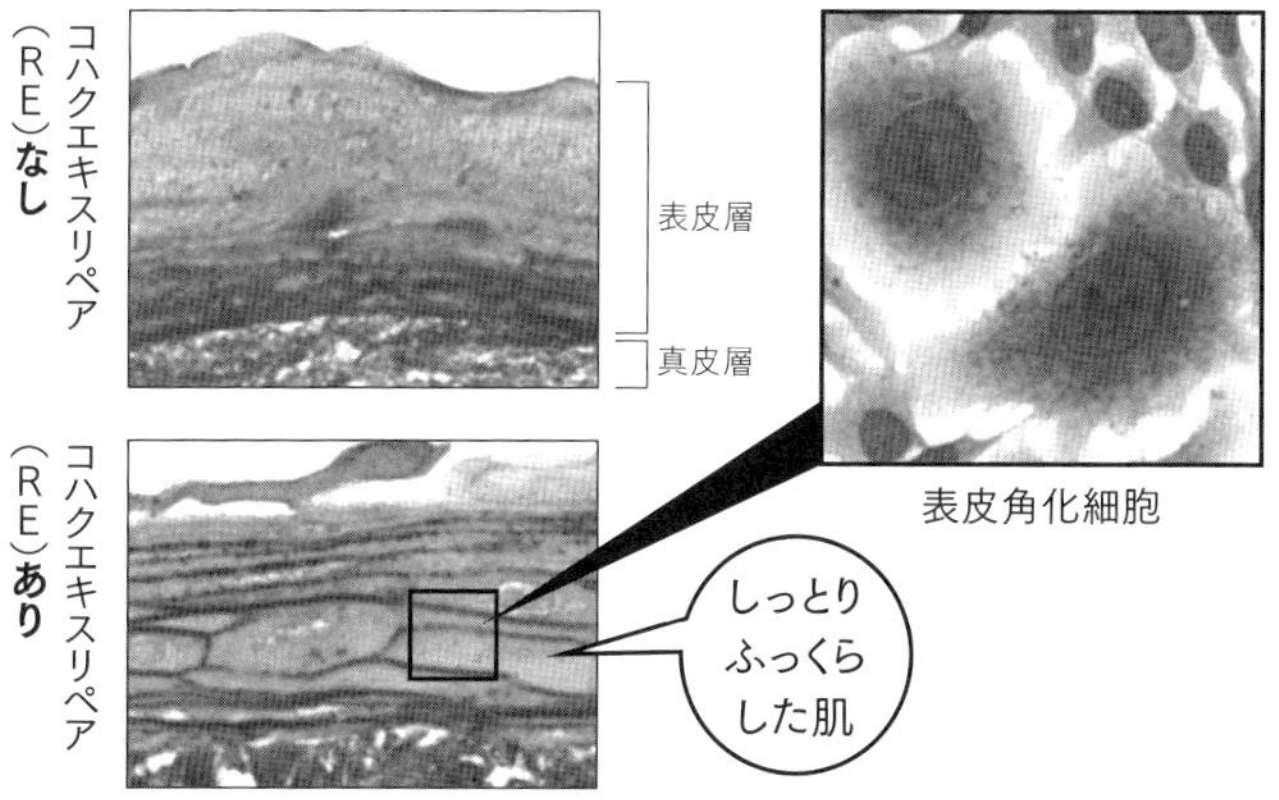

ヒトの皮膚モデルに琥珀から抽出したコハクエキスリペア（RE）を添加し、ヒアルロン酸を茶色に染色。コハクエキスリペア（RE）なしの皮膚と比較してコハクエキスリペア（RE）を与えた皮膚では特に表皮において茶色が濃くなる、すなわちヒアルロン酸がたくさんつくられていることが確認された。

新たに血管がつくられることで健康な髪を育てる

理化学研究所との共同開発はその後も続き、琥珀の力をさらに掘り下げるために、２００８年から新たなステージに進みました。「ジーンチップ解析」という手法を使って、皮膚に琥珀エキスを与えることで、皮膚の細胞のどの遺伝子が活性化したり、不活性になったりするのかを網羅的に調べていきました。また、琥珀エキスの抽出方法も再検討しました。最初につくったコハクエキスリペア（ＲＥ）とは異なる組み合わせの成分を取り出すことにより、異なる作用が発見できると考えたのです。

こうして抽出方法を変えて取り出した「コハクエキスグロウ（ＧＲ）」から見つかったのが、「血管新生作用」です。表皮で血管を構成する細胞の産出を高めるＶＥＧＦ（血管内皮細胞増殖因子）を増やすことが確認されたのです。

この作用によって、最も劇的な変化が認められたのが毛髪です。頭皮をはじめとする皮膚には、体毛が生えるための穴である毛嚢《もうのう》があり、その底にある毛母細胞で体毛がつくられます。毛細血管から毛母細胞に十分に栄養が送られることで、太く健康な毛髪が育つのです。育毛ケアの際に、頭皮マッサージをして血行をよくするのはそのためです。

ＶＥＧＦはこれまでに血管がなかったところに新たに血管をつくったり、既存の血管から新たな血管を枝分かれさせたりすることで血管を増やします。表皮のＶＥＧＦが増えることで、毛包周辺の血管が増え、毛髪の成長に必要な栄養が効率よく供給される「育毛」効果が期待できるというわけです。

研究室で実験してみると、他社の育毛剤と比較し、コハクエキスグロウ（ＧＲ）配合育毛剤のほうが高い効果が得られました。

メラニンの産生を抑えて美白へ導く

新たに抽出したコハクエキスホワイト（ＷＨ）から発見されたのが、「美白」につながる作用です。シミやくすみのもととなるメラニン色素は、表皮の基底層にあるメラノサイトでつくられます。皮膚の細胞は紫外線を浴びると、メラノサイトに「メラニンをつくりなさい」というシグナルが出され、チロシナーゼという酵素が働きます。すると、メラニン色素のもとであるチロシンという物質が変化し、茶色の色素になります。一般的な美白化粧品は、この酵素の働きを抑えるものが中心となっています。

これに対して、コハクエキスホワイト（ＷＨ）は、メラニン産生を促すシグナルを抑える働きがあることがわかってきました。そもそもの指令が出なければ、メラニン色素の産生が抑えられるのです。

２０１０年にコハクエキスグロウ（ＧＲ）のＶＥＧＦ産出促進効果、２０１１年にコハクエキスホワイト（ＷＨ）のメラニン産生抑制効果が見つかったことを受け、理化学研究所は２０１５年に特許を取得しました。私たちはライセンス許諾を受けて、こうしたエキスを自社製品

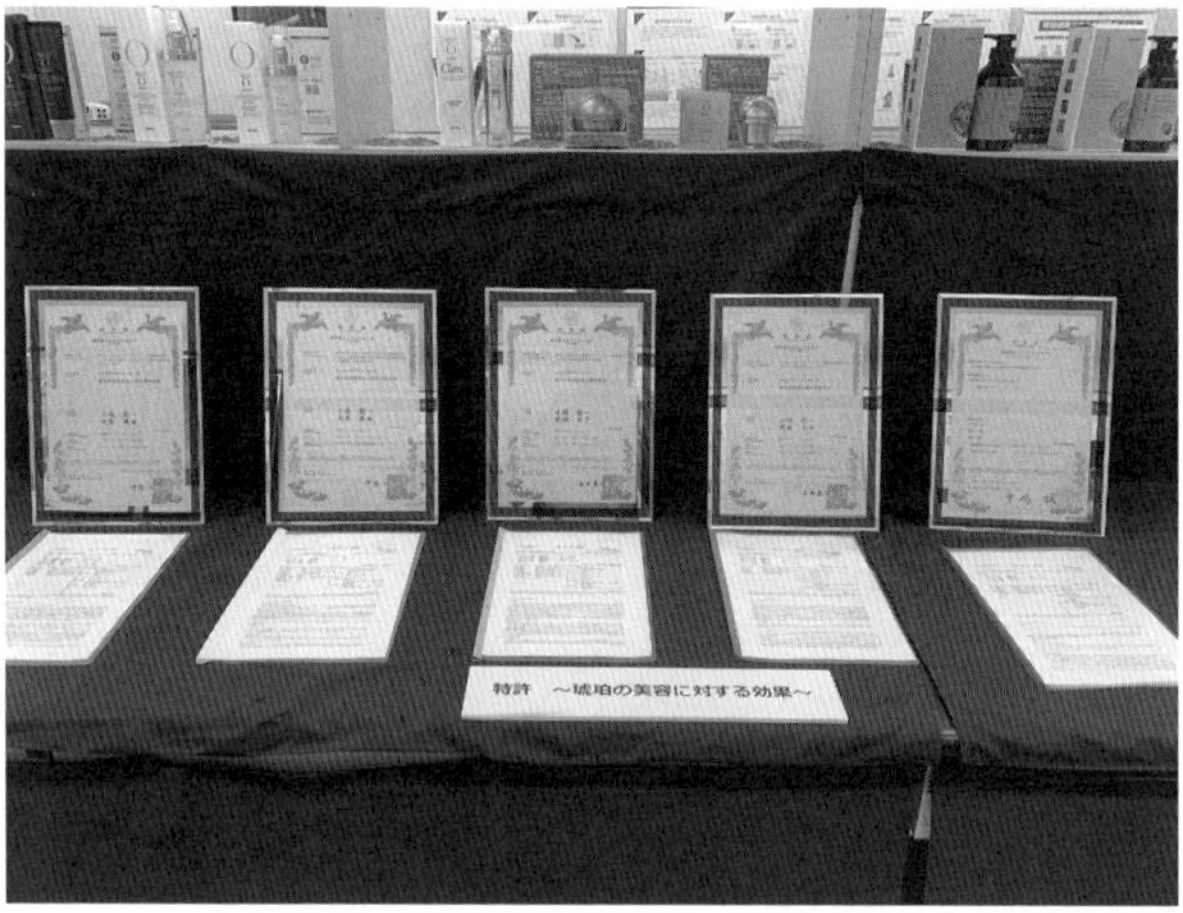

琥珀エキスの美容効果に関する特許は、理化学研究所の4件。

に利用しています。なお、理化学研究所は商品開発には関わっていません。２０１８年には我々がこれらすべての特許を理化学研究所より取得しました。

ナノ化によって真皮のエイジングケアを

コハクエキスリペア（ＲＥ）の研究は、現在はさらに進化しています。

通常の化粧水や美容液は、外から与えても表皮に留まり、なかなか奥にまで浸透しません。コハクエキスリペア（ＲＥ）のよい効果を最大限、届けられるように、ナノ化（超微細化）という最先端技術を用いて、パワーアップさせようと私たちは考えました。

ナノ化とは、今ではしばしば耳にする言葉ですが、ナノサイズに小さくする技術のことです。

ナノとは10億分の１の世界を表します。長さで言うと、メートル、センチメートル、ミリメートル、マイクロメートル、ナノメートルの順に小さくなります。

肌にはバリア機能があり、基本的に皮膚のなかにモノを通すことはできません。つまり、どんなによい成分でも分子が大きければ皮膚のなかには入らず、表面に留まるのみです。しかし、ヒトの細胞は直径6～25マイクロメートル（0・006～0・025ミリメートル）ですから、それよりもはるかに微細なナノサイズの粒子であれば、細胞の隙間に浸透させることができます。そこで、化粧品の成分をナノ化して、細胞の隙間を通して有効成分を皮膚の奥まで届けるという方法が開発されたのです。

　この技術によって、ヒト真皮線維芽細胞にコハクエキスリペア（RE）をナノ化させたコハクエキスナノ（RE NANO）を添加し培養した後、Ⅰ型コラーゲンの量を測定すると、コハクエキスナノ（RE NANO）を与えた細胞では、コラーゲンの遺伝子の量が6倍増加していました。ちなみに、コラーゲンは30種類近くあり、アミノ酸のつながり方が少しずつ違うことから19種類の型に分類されています。発見された順にⅠ型、Ⅱ型、Ⅲ型……と名付けられており、Ⅰ型コラーゲンは体内に最も多く、皮膚にあるコラーゲンの90%はⅠ型です。

　また、ヒト真皮線維芽細胞にコハクエキスナノ（RE NANO）を添加し培養した後、Ⅰ型コラーゲンを分解する遺伝子の量を測定すると、コハクエキスナノ（RE NANO）を与えた細胞はコラーゲンの分解が5分の1に抑えられていました。

さらに、ヒト真皮線維芽細胞にコハクエキスナノ（RE NANO）を添加し、I型コラーゲンを染色したところ、コハクエキスナノ（RE NANO）を添加した細胞では濃い赤い色が出ました。つまり細胞で実際にコラーゲンがたくさんつくられていることが確認されたのです。

このように、コハクエキスナノ（RE NANO）には肌のハリと弾力を高め、シワやたるみを改善することがわかったのです。
また、コハクエキスナノ（RE NANO）にシワ、たるみをサポートする3つの成分をバランスよく配合することでさらに効果を高めています。その成分とは、酵母エキス、月桃《げっとう》葉エキス、アーチチョーク葉エキスです。

酵母エキスはイースト菌由来のものです。肌細胞の修復や生成を助けてくれるアミノ酸、新陳代謝に関わるビタミンB群などが豊富で、肌細胞に働きかけ、肌のハリや弾力を引き出します。人の肌に備わっている天然保湿因子は酵母エキスと似た構造をしているので、肌のうるおいも保ちます。

月桃という植物の葉から抽出した月桃葉エキスには、線維芽細胞の増殖を促進する作用、コラーゲンの産生を促進する作用があり、真皮の構造を整えます。太陽の光を浴び続けることで、シワ、シミ、たるみなどができてしまう現象を「光老化」と呼びます。これは、紫外線などの刺激によって、真皮におけるコラーゲンなどの成分の産出や分解活動のバランスが崩れてしまうために起こる老化現象です。月桃葉エキスには、この「光老化」に対して、コラーゲン分解酵素の活性を阻害する作用も確認されています。また老化の大敵である活性酸素の働きを抑えるので、高い抗酸化力も期待できるのです。

アーチチョークはイタリア料理などで使われる西洋野菜として知られています。アーチチョーク葉から抽出したエキスには、紫外線による炎症を抑えてメラニンの沈着を抑制する作用や、毛穴引き締め作用があります。肌トラブルや光老化に効果があり、安全性の高い成分として、さまざまな化粧品に用いられてきました。

コハクエキスナノ（ＲＥ　ＮＡＮＯ）とこれらの成分の相乗効果によって、真皮に働きかけるケアができるようになったのです。

Part 4

琥珀が導く
未来の
健康と美

体の内と外から必要なエイジングケア

人は加齢とともに体の機能が衰えていくことは避けられません。しかし、同じだけ年齢を重ねても、健康を維持して精力的に活動している人もいれば、体調を崩して家に引きこもり、寝たきりになってしまう人もいます。

私たちは、フェイシャルエステサロンで肌ケアの施術を行っていますが、年齢は若くても肌トラブルが多くて、実際よりも老けて見える人もいれば、何歳になってもいつまでも若々しくツヤのある肌で元気いっぱいに見える人もいます。

サロンにいらっしゃるお客様にはいつも、現在の肌の状態やお手入れ状況についてヒアリングします。これは個々人に合わせた最良の施術をするためなのですが、この時に気になるのは、入念にケアをしているつもりが、実は逆効果になっているのではないかという点です。

世の中には、ヒアルロン酸、コラーゲン、コエンザイムＱ10、プラセンタなどの成分を配合し、保湿、美白、アンチエイジングなどに効果があるとする高機能化粧品があふれています。しかし、こうしたものを使って外からケアするだけで、美しい肌が手に入るわけではありません。ヒアルロン酸を外から与えることで、一時的に肌がうるおったとしても、内側からヒアルロン酸がつくられて、増えていく効果はありません。

また、肌によいコラーゲンがたくさん含まれている鳥の皮などの食品をとって、体の内部に取り込もうと考える方もいらっしゃいます。しかし残念ながら、コラーゲンそのものを摂取したところで、肌内部でコラーゲンを生み出す働きがよくなることはないのです。

健康な肌のメカニズムを理解し、外側のお手入れだけでなく、内側から美しい肌をつくっていくことが、本当のエイジングケアにつながります。

健康な肌づくりの条件

キメが整っている。なめらかでツヤがある。シミやくすみがなく、透明感がある。たるみがなく、ハリがある。十分な水分を含んでいて、みずみずしい。毛穴の開きやニキビなどのトラブルがない……美しい肌を描写してもらうと、こんな特徴が挙がってきます。

肌の構造や各部位の働きを考えてみると、美しい肌は特別なケアをしなければ得られないものというよりも、健康な肌にもともと備わっている特徴と完全に一致します。つまり、肌を構成する一つひとつの細胞が健康で、それぞれのもつ役割や機能を十分に発揮し、肌のターンオーバーが活発に行われれば、それだけで美しい肌を手に入れるのは可能だということです。

そのための条件として欠かせないのが、肌の内部に水分がたっぷり保たれること。そして、血管から栄養や酸素が十分に届き、必要な細胞や成分がきちんとつくられることです。

琥珀づくしのサロンを経験

私たちのフェイシャルケアサロンは、もともと創業者の山野愛子が唱えていた「清潔、活力、保護」という素肌美づくりの三原則に沿って、クレー（泥）を使って毛穴の奥まで不要なものを取り去り、独自の化粧品やマッサージを用いたスペシャルケアで肌に活力を与え、うるおいを閉じ込めて、外的な刺激から肌を守ることで、肌を美しくするお手伝いをしてきました。

琥珀の効果を発見したことを受けて、２００３年から、従来のどろんこ美容に、琥珀美容法を組み合わせた新しいサービスを開始しました。クレーや琥珀パウダーを配合した化粧品シリーズを用いながら、フェイシャルやデコルテのマッサージを行うのです。

特別な琥珀美容サロンも用意しました。新たに設けた施術ルームは、壁面まで琥珀の原石でびっしりと覆っています。施術台の周囲の床にも、琥珀を敷き詰めて琥珀のパワーを全身で受けられるように設計しました。エカテリーナ女帝の琥珀の間のようなラグジュアリーさと、深い癒しを同時に感じられる空間にしたいと思ったのです。

この部屋は暖房を入れなくてもいいほど、いつもじんわりと暖かく、琥珀のパワーを実感できます。働いているスタッフの間でも、冷え性にならないと好評です。

琥珀尽くしにすることで、そのパワーを最大限に引き出そうと、サロンで使うタオルやバスローブにも、特殊な技術により琥珀パウダーを練り込み、特別にあつらえました。

施術の基本はフェイシャルエステですが、琥珀の作用を生かして、体の深部から循環をよくして体温を上げ、肌と体を健康な状態に戻してから、肌表面のケアをしていきます。

たとえば、琥珀の力で肌の細胞を再生させることを目指すアンバーセルリペアでは、３

時間かけて、次の施術を行っていきます。

【アンバーセルリペア・メニュー】

①クレンジングからクレイウォッシング

オイルのようになめらかなクレー（泥）でクレンジングと洗顔を行い、肌をクリアな状態にします。

②眠りのヘッドマッサージ

特別に加工した琥珀球を眉間に当てて揺らし、自律神経を整えます。続いて、頭全体をマッサージし、心身の緊張を解いて、深いリラックス状態に導きます。

③温熱マッサージ

首、肩、デコルテ、背中までを丁寧にオイルマッサージし、リンパや血流のつまりをほぐし、循環をよくして体温を上昇させます。

④琥珀球を使ったリンパドレナージュ

丸く加工した2つの琥珀球を使って、顔から首にかけてなぞるようにしてリンパを刺激し、老廃物を排出させます。琥珀の力で交感神経と副交感神経のバランスを整え、リラックスした状態でトリートメントを受けられるようになります。

⑤パック

美容成分を含む高気密の泥や琥珀パウダー配合の石膏《せっこう》でパックし、肌に活力を与えます。

⑥琥珀づくしのスキンアップ

琥珀化粧品でスキンケアを行います。表皮のヒアルロン酸を増やす作用で、みずみずしくハリのある肌に戻します。

⑦目覚めのヘッドマッサージ

ここまでの施術で深い眠りに入っている方も多いため、軽くマッサージをして、心地よい目覚めを促します。

施術をすると、全身の血行がよくなって代謝が上がり、驚くほど大量の汗をかいたり、利尿作用が活発になったりする方も少なくありません。一度施術しただけでも、くすみが取れ、内側からハリ、ツヤ、透明感のある肌になるという即効性に、いつも驚きの声をいただきます。

さらなる可能性を求めて

近年の高齢化により、医療費や介護費は急激に増加しています。このままでは財政的に保険制度の維持が困難になり、健康保険による診療を受けられない時代がきてしまいます。そうした状況を防ぐためには、まず私たち自身が自分の健康は自分で守るという意識をもつ必要があります。最近では、セルフメディケーションということがいわれるようになっています。これは、すぐに医師にかかるのではなく、自分の健康に責任をもち、軽い不調なら自分で手当てをするという考え方です。市販薬を上手に使うことはもちろんですが、日々の健康維持のためには、サプリメントなども使って体調管理を意識することも、自分で健康を守ることにつながります。

こうした積極的な対策によって、中年期から老年期にかけて起こりがちな未病の状態、つまり健康でもないけれど病気でもない状態から健康な状態へともっていくことができれば、健康寿命はさらに延びるはずです。

私たちが琥珀研究をはじめてからすでに20年以上が経過しました。この間に、琥珀から抽出したエキスによって多くの特許を取得してきました。たとえば、肌の美しさに関するものでいえばヒアルロン酸産生促進作用、育毛効果、美白効果や肌の再生作用（皮膚のターンオーバー促進作用）があります。健康に関するものでいえば糖質吸収抑制、糖質分解促進効果のほか、脂肪の分解を促進させたり、血圧の上昇を抑制させたりする効果などでも特許を取得しています。琥珀の可能性は無限ですから、ここで終わらせるわけにはいきません。今も、新しい効果の発見に向けて急ピッチで研究をしていることはいうまでもありません。

　私たちは健康長寿を目指すこの時代に、琥珀の力を活用して生活の質（ＱＯＬ）を上げるために世の中の役に立ちたいと考えています。

　琥珀は天然の素材ですから、副作用は非常に少ないと考えられます。そこで、普段食べている食品や飲料に琥珀由来の新成分を加えれば、特に意識しなくても健康維持へとつながる食生活が実現する可能性があります。すでにある食品メーカーから提携のお話をいただいた経緯もあり、琥珀から生まれた成分を提供する準備を進めています。目的は生活習慣病の改善です。琥珀の有効成分を加えた食品が世界中に広がり、それを日常的に口にする生活はそう遠くはないはずです。

機能性表示食品を開発していくうえでは、実際に商品を摂取したときの効果確認や研究レビューなどを実施し、確かなエビデンスを蓄積していくことがとても重要なことだと考えています。新しい展開を成功させるために、琥珀バイオテクノロジー株式会社の最高顧問として大阪大学大学院医学系研究科臨床遺伝子治療学の森下竜一寄附講座教授にも協力いただいています。森下最高顧問は、日本で初めて上場した大学発バイオベンチャーであるアンジェス創業者であり、内閣官房健康医療戦略本部健康医療戦略参与（本部長は安倍晋三前内閣総理大臣）、大阪府・市特別参与など、公職を多数歴任されています。現在は日本脳血管認知症学会理事長や日本抗加齢医学会、日本遺伝子治療学会、日本血管生物医学会などの理事・役員等の要職に就いていらっしゃいます。

私たちは最終的に、琥珀から免疫機能を向上させる成分を発見したいと考えています。免疫とは、細菌やウイルスなどから体を守る仕組みのことで、この仕組みが正常に働けば病気になりにくいといわれています。健康のベースといってもいいでしょう。将来的にはぜひとも、この研究で成果を挙げたいものです。

いずれにしても、世界中で健康維持のために琥珀が活用される時代はもうそこまで来ています。

おわりに

私、山野幹夫は、琥珀への情熱を絶やさず突き通してきました。

５０００万年のときを経てつくられた琥珀には、無限のエネルギーと未知のエネルギーがあると信じています。

近年、超高齢化社会の背景からさまざまな問題が出てきています。企業の定年制度は最たるものです。定年延長で働ける環境が増える一方で健康の意識もより高まっています。高齢者が活躍する社会が必要であり、健康産業の伸長は近年加速しています。

私は人生１００年時代を生き抜くための牽引役となりたいと考えております。そのために健康寿命をいかに長く、そして有意義に過ごせるかがポイントであると考えます。同時に健康長寿を実現するために今こそ、琥珀のなかの有効成分を特定しておく必要があります。これは日本がつくった、世界初の新規成分となります。メーカーには新規成分を供給し、製品化していただきます。世界中の生活者に対し、琥珀新規成分を愛用いただくこと。これが現実化する時には「琥珀経済圏」が醸成されるのです。私は世界のメーカーとのアライアンスを行うことで生活のなかに琥珀を取り入れていただき、健康長寿の糧としていただきたいと考えております。具体的には現在の市場性や実績のある飲料メーカー、食品メーカーと組むことで全世界へ「琥珀経済圏1兆円」が実現できると考えております。

琥珀が人の命を救う時代がくる！　そう信じています。新型ウイルスや疾病などの流行を考えると、ヘルスメディケーションは必要であり、医者にかからない未病の段階での事前準備が必要です。

森下最高顧問の下で、琥珀で「免疫領域」として世界初の機能性表示食品の認可に向けチャレンジして参ります。

そして、健康長寿を実現するために、琥珀に命を吹き込んでいきたい！

琥珀の力で、世の中の人々を健康に美しく、幸せにしたい！

これが「琥珀革命」です！

参考文献等

『琥珀』（亥辰舎）飯田孝一

『琥珀セラピー』（琥珀総合研究所）

久慈琥珀博物館（久慈琥珀株式会社）ホームページ

制作協力

琥珀バイオテクノロジー株式会社

小材直由

阿川美智子

株式会社ベオルナ東京

小林義次

カバーデザイン

伊藤祝子

編集協力

渡部典子

ケイワークス

写真

大江弘之

織田桂子（大石絵理氏）

川口賢典（郷ひろみ氏）

DTP

美創

山野幹夫（やまの・みきお）

日本の美容のパイオニア、山野愛子を祖母に持つ。株式会社東急エージェンシー、ニューヨーク大学留学を経て株式会社ヤマノビューティメイトグループ入社。「美容を通して人を幸せにする」という理念を掲げ、1999年同社代表に就任。2002年、琥珀研究所を設立し、2004年、理化学研究所と共同研究開始。世界で初めて琥珀の美容効果で特許取得。さらに琥珀の化粧品「美道」でモンドセレクション7年連続最高金賞受賞。2013年、琥珀抽出物の育毛効果に関する論文で日本美容皮膚科学会最優秀論文賞受賞。2014年、琥珀の健康効果に関して筑波大学との共同研究を開始。2017年、世界に類を見ない琥珀テクノロジーを活用して新分野に挑戦するため、琥珀バイオテクノロジー株式会社を起業。

琥珀革命
健康で美しくなる

2020年11月25日　第1刷発行

著 者
山野幹夫

発行人
見城 徹

編集人
福島広司

編集者
鈴木恵美　小林駿介

発行所
株式会社 幻冬舎
〒151-0051 東京都渋谷区千駄ヶ谷 4-9-7
電話：03（5411）6211（編集）
03（5411）6222（営業）
振替 00120-8-767643

印刷・製本所
株式会社 光邦

検印廃止

ISBN978-4-344-03714-4 C0095
幻冬舎ホームページアドレス　https://www.gentosha.co.jp/

この本に関するご意見・ご感想をメールでお寄せいただく場合は、
comment@gentosha.co.jp まで。